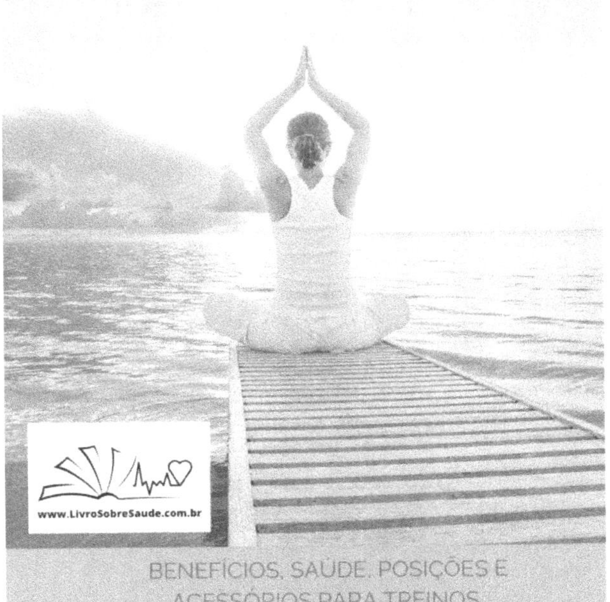
YOGA PARA
INICIANTES
www.LivroSobreSaude.com.br
BENEFÍCIOS, SAÚDE, POSIÇÕES E
ACESSÓRIOS PARA TREINOS
ALEXSANDRO FERNANDES DE OLIVEIRA

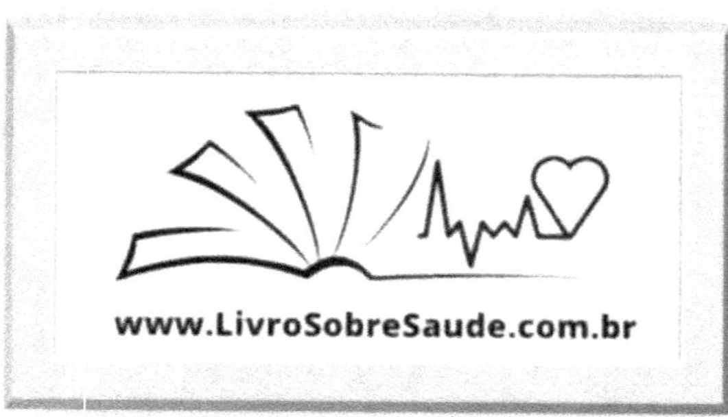

Yoga para iniciantes   www.livrosobresaude.com.br

3

SUMÁRIO

INTRODUÇÃO

À medida que marchamos para este novo milênio brilhante, somos constantemente lembrados da fusão do leste e do oeste. Seja por meio da programação da televisã \ o por satélite que transmite produções de diferentes culturas, curtindo livros e músicas de terras distantes que, apenas uma ou duas gerações atrás, não podiam ser acessadas e - é claro - comunicando-se com as pessoas através do tempo e do espaço através do Internet e outros avanços de telecomunicações, o mundo se tornou um lugar muito menor.

De fato, quando Marshall McLuan cunhou o termo Global Village, mesmo ele provavelmente não imaginou tanto, tão rápido, tão cedo.

Aproveitar a onda de informações que agora cruza nosso minúsculo planeta é algo que tem suas raízes na história antiga, mas está experimentando um florescimento no oeste que continua a ganhar impulso a cada ano que passa.

Seja em um YMCA local ou em um retiro espiritual exuberante em Everglades, o Yoga está se estabelecendo como um pilar da cultura ocidental; na verdade, na cultura global.

No entanto, muitas pessoas relutam em experimentar os benefícios físicos, emocionais e psicológicos do ioga; e há realmente apenas uma razão principal para isso: desinformação.

Embora muitas pessoas possam realmente gostar de ioga e considerá-la uma resposta sem efeitos colaterais para muitas de suas doenças emocionais e físicas, elas simplesmente não sabem o suficiente sobre o assunto para dar o primeiro passo.

Além disso, um estereótipo que parece persistir, apesar das evidências em contrário, é que a ioga é um adepto religioso; e que experimentar seus muitos benefícios para a saúde de alguma forma obriga alguém a renunciar à sua fé ou, pior, fugir para alguma comuna e comer tofu entre as sessões de cânticos.

Embora, sim, se você gostaria de ir para um retiro e desfrutar de tofu e cânticos, isso provavelmente é possível (quase tudo é possível, contanto que seja legal e as pessoas queiram fazer, certo?).

No entanto, essa visão de ioga - pessoas com a cabeça raspada e entregando flores para estranhos no aeroporto - não é de forma alguma o quadro geral. Yoga é realmente muito simples, acessível e, em muitos países ao redor do mundo, algo comum de se fazer.

Diante disso, este livro foi criado com um objetivo em mente: desmistificar a ioga para você e fornecer uma introdução clara, simples e divertida ao tópico.

Se você nunca foi exposto a nenhum tipo de ioga (exceto pelo que pode ter visto na televisão), então este livro é para você!

Além disso, mesmo que você já tenha experimentado alguns tipos de ioga (talvez um amigo o tenha arrastado para uma aula no centro recreativo local há tantos anos), este livro vai reacender seu interesse no tópico e ligá-lo novamente a um modo de movimento corporal e foco da mente que viveu em terras antigas por milênio.

Este livro está organizado em cinco seções:

I. **O que é ioga**

II. **Por que o Yoga é benéfico?**

III. **Diferentes tipos de ioga**

IV. **Posições de ioga para iniciantes**

V. **Equipamento e acessórios para ioga**

Ao ler estas seções, tenha em mente que não há absolutamente nenhuma tentativa aqui, direta ou indiretamente (ou de qualquer outra forma possível!) De endossar ou promover qualquer visão religiosa. Isso ocorre porque a visão deste livro é a mesma que é sustentada pelas maiores autoridades mundiais em ioga: que não é uma religião. Não tem dogma.

Embora existam de fato diferentes escolas e correntes de ioga - na verdade, existem milhares deles - todos eles conseguiram coexistir de forma bastante pacífica porque, em sua maior parte, o ioga não é evangélico, o que significa simplesmente que não busca se espalhar como parte de sua missão.

Observe que a declaração acima não critica ou comenta de forma alguma as ordens evangélicas, como o Cristianismo Evangélico; o ponto aqui é simplesmente que a esmagadora maioria dos movimentos de ioga não considera a disseminação do ioga como um princípio de sua identidade.

No entanto, embora a ioga descrita neste livro (e experimentada na maior parte do mundo) não seja uma religião, ela se encaixa perfeitamente na estrutura religiosa existente de muitas pessoas.

Em outras palavras, se você é católico, protestante, muçulmano, judeu, sikh ou qualquer outra pessoa e se identifica como parte de qualquer religião, a ioga não pede que você substitua essa fé por alguém outra coisa, ou oferecer-lhe uma visão concorrente ou contraditória do que você já acredita.

Portanto, lembre-se: ioga, como é discutida e promovida neste livro (e em praticamente todos os livros que valem a pena ler!), Não é uma religião.

Como começaremos a entender na próxima seção deste livro, ioga é realmente nada mais e nada menos do que assediar o poder da atenção humana e usá-lo para beneficiar o corpo e a mente. É uma abordagem da vida, aqui e agora.

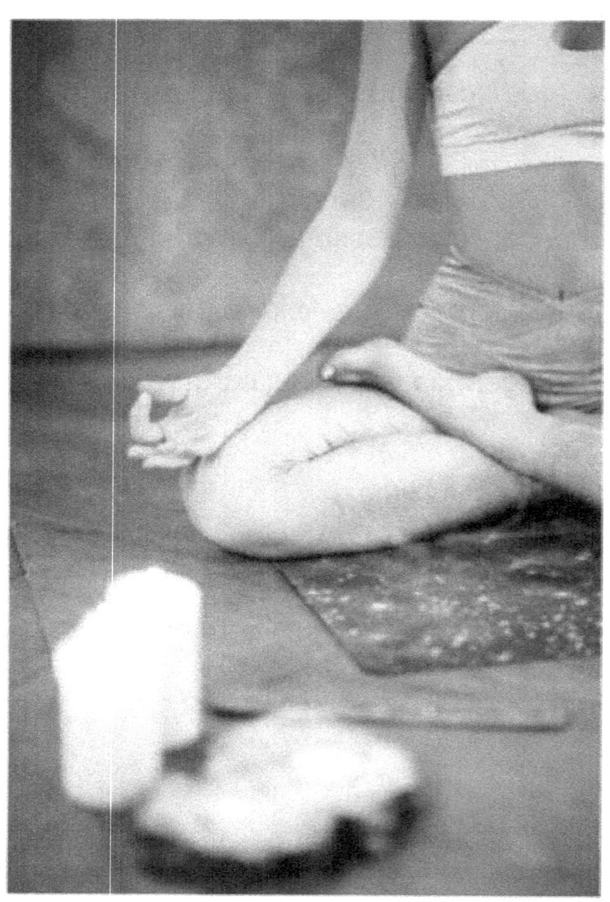

O QUE É YOGA?

O que eu estava procurando naquela noite em Bombaim? A mesma coisa que eu estava procurando desde que me lembro. A mesma coisa que todos nós buscamos de uma forma ou de outra. A "resposta" para a vida, seja lá o que isso signifique. A verdade." A razão de viver, morrer ou estar "aqui". "

- Beryl Bender Birch

Yoga pode parecer um conceito complicado; ou, pelo menos, uma série estonteante de manipulações físicas que transformam seres humanos aparentemente felizes em pretzels humanos aparentemente felizes.

Ou ainda mais desconcertante, como aludimos na Introdução, um estereótipo existe em lugares onde o termo ioga é sinônimo de culto, ou algum tipo de crença espiritual arcaica que obriga alguém a deixar o emprego, vender a casa e ir viva no meio do nada.

Na verdade, o Yoga é algo muito básico; e se você teve a oportunidade de visitar um país onde foi estabelecido por gerações - Índia, Japão, China e outros - é realmente muito, bem, comum.

A prática da ioga chegou ao oeste em 1893, quando um dos célebres gurus da Índia, Swami Vivekananda, foi recebido na Feira Mundial de Chicago. Ele agora é conhecido por ter despertado o interesse do Ocidente pela ioga.

Literalmente, a palavra ioga vem do termo sânscrito Yug, que significa: "jugar, amarrar, unir ou direcionar a atenção". Ao mesmo tempo, a ioga também pode implicar em conceitos como fusão, união e disciplina.

As sagradas escrituras do hinduísmo (um antigo sistema de crenças da Índia que tem uma presença global) também definem a ioga como "disciplina unitiva"; o tipo de disciplina que, de acordo com os especialistas Georg Feuerstein e Stephan Bodian em seu livro Living Yoga, leva à união interna e externa, harmonia e alegria.

Em essência, a ioga é mais comumente entendida como uma vida consciente; de explorar o potencial interno de felicidade (o que Sankrit chama de ananda).

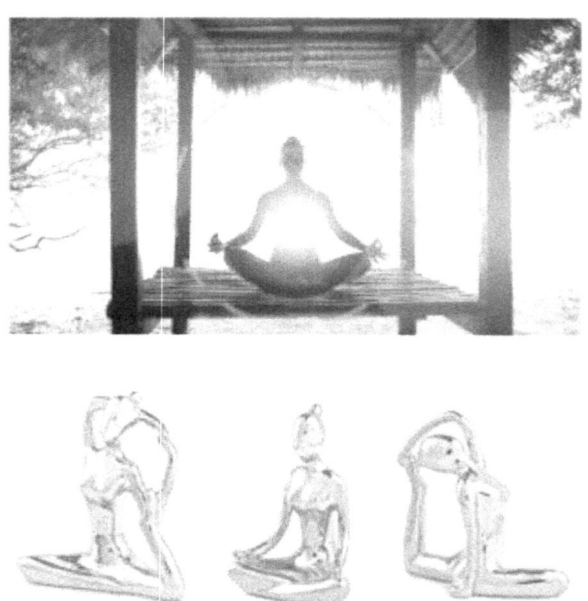

Kit Escultura Yoga Rose Gold Em Porcelana - 3 Pcs Mart Rose Gold

Yoga para iniciantes   www.livrosobresaude.com.br

LINK >>> https://amzn.to/3ktp7cu

O QUE O YOGA NÃO É

Às vezes, é útil entender as coisas pelo que elas não são; especialmente quando se trata de um tópico, como Yoga, que é facilmente mal compreendido.

Os autores e estudiosos da ioga Feuerstein e Bodian nos ajudam a entender a ioga nos dizendo o que ela NÃO é:

Yoga para iniciantes   www.livrosobresaude.com.br

Yoga NÃO é calistenia (marcada pelo headstand, a postura de lótus ou alguma pose de pretzel). Embora seja verdade que a ioga envolve muitas posturas - especialmente na hatha ioga - elas têm como objetivo apenas fazer as pessoas entrarem em contato com seus sentimentos interiores.

Yoga NÃO é uma sistema de meditação - ou religião - a forma como muitas pessoas são induzidas a acreditar. A meditação é apenas parte de todo o processo de nos colocarmos no reino do espiritual.

A ESSÊNCIA DO YOGA

Praticamente toda ciência e filosofia da ioga afirmam que um ser humano é apenas um fragmento de um enorme universo, e quando esse ser humano aprende a "comungar" com essa vastidão, então ele / ela atinge a união com algo que é maior do que ele / ela. Este apego ou contato com algo maior permite, portanto, trilhar o verdadeiro caminho da felicidade.

Fluindo junto com a força, o indivíduo é capaz de descobrir a verdade.

E com a verdade vem a realização; mas para atingir a realização, nossas palavras, pensamentos e ações devem ser baseados na verdade. As pessoas frequentam cursos de ioga e vão para estúdios para aprender novas técnicas de ioga, mas o professor de ioga Tim Miller disse que "a verdadeira ioga começa quando [você] sai do estúdio; é tudo uma questão de estar acordado e estar atento às suas ações ".

IOGA E SAÚDE FÍSICA

O Yoga não vê distinção entre o corpo e a mente; e este é um entendimento que a psicologia ocidental também concluiu há muitos anos (a ligação entre a saúde mental e a saúde física e vice-versa).

Se você leu este livro procurando entender a ioga como um meio de ajudar seu corpo a se curar ou melhorar, não se preocupe; Você veio ao lugar certo!

A ioga é, de fato, um processo que envolve a liberação de tensão e energia bloqueadas no corpo e ajuda a fazer com que os músculos, tendões, articulações, ligamentos e todos os outros componentes trabalhem em seu potencial máximo.

A ioga acredita que os seres humanos são projetados de maneira ideal, por natureza, para serem flexíveis e ágeis; e rigidez e falta de mobilidade só surgem quando o corpo está insalubre ou desalinhado.

Portanto, inúmeras pessoas se viram em uma aula de ioga, ou em um tapete de ioga em casa, em frente a um vídeo ou DVD de ioga, na esperança de melhorar sua saúde física; e talvez você seja um deles. Se for esse o caso, continue lendo!

Existem benefícios físicos na ioga, que incluem:

✓ Maior flexibilidade e amplitude de movimento

✓ Redução da dor nas articulações e músculos

Yoga para iniciantes   www.livrosobresaude.com.br

✓ Sistema imunológico mais forte

✓ Capacidade pulmonar mais forte e, portanto, respiração de melhor qualidade

✓ Aumento do metabolismo (o que pode levar à perda de peso!)

✓ Maior qualidade de sono (especialmente devido à melhora na respiração e um corpo mais oxigenado)

Visto que certas práticas de ioga exigem o domínio das posturas, a ioga sempre ajudou a promover a flexibilidade do corpo; também ajuda a lubrificar as articulações, ligamentos

e tendões. A ioga desintoxica aumentando o fluxo de sangue para várias partes do corpo. Ajuda a tonificar e revigorar os músculos que ficaram flácidos e fracos.

Portanto, tenha em mente que, embora a ioga seja frequentemente discutida em termos de sua abordagem mental, existem benefícios físicos claros e comprovados que fazem parte dessa abordagem.

Portanto, se a perda de peso é o seu objetivo, ou a capacidade de limpar a casa no inverno sem ter dores nas costas por dias, a ioga é uma opção tão viável para você quanto para o executivo estressado que precisa encontrar um estratégia para lidar com a loucura se sua vida agitada!

"Yoga, portanto, não é apenas torcer o corpo para realizar certos asanas ou posturas, mas equilibrar a mente e o corpo, tornando-o mais receptivo à força vital universal que jorra do Ser Supremo. Portanto, seja sincero, cumpra seu dever e ame a todos, junto com alguns asanas diariamente para se manter no caminho da evolução. "

Meena Om, em Yoga - Além do Corpo e da Mente.

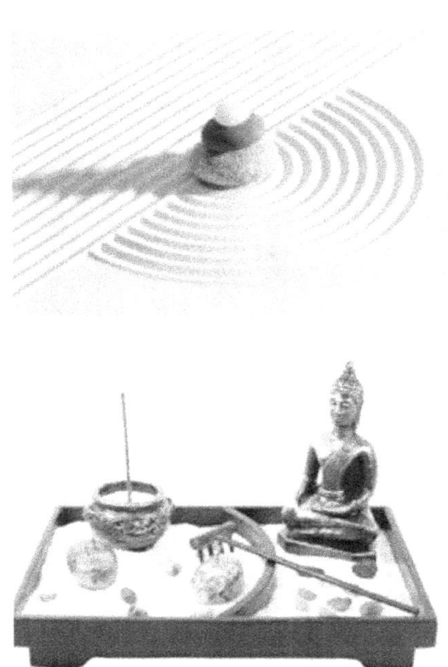

Jardim Zen Buda link>>> https://amzn.to/3mgx9WP

Yoga para iniciantes   www.livrosobresaude.com.br

POR QUE O YOGA É BENÉFICO?

Como já apontamos repetidamente neste livro (e provavelmente começamos a aborrecê-lo; desculpe!), Ioga não é uma religião. Pode ser religioso, se quisermos, e pode coexistir com uma crença religiosa existente. Mas a ioga em si não é religiosa no sentido de que se concentra na crença ou na fé.

Yoga é uma ciência; e, de fato, em muitos lugares do mundo (como a Índia), é referido como uma ciência. Isso não é apenas brincar com as palavras; realmente é abordado como uma ciência, o que significa que é entendido em termos de método científico.

A ciência yogue busca verificar causa e efeito e construir princípios baseados em observações objetivas. De fato, em muitos lugares do mundo, para ser um mestre iogue com qualquer credibilidade, é necessário ter um alto nível de educação nas ciências, incluindo a física e as ciências biológicas.

Esta discussão sobre o ioga como ciência é importante para nós aqui, porque nos permite fazer a pergunta sensata: quais são os benefícios do ioga? Afinal, se a ioga é uma fé ou crença, fazer essa pergunta não é justo; porque é algo que a ioga não pode responder em termos que possamos compreender objetivamente.

Ainda assim (de novo ... desculpe!) Ioga é uma ciência; tão empírica e pragmática quanto a cinesiologia, ou ciência do exercício, que busca entender como o corpo age e reage às mudanças no ambiente físico interno. E de forma ainda mais simples do que qualquer uma dessas coisas: cada um de nós tem o direito de fazer a pergunta básica por que eu deveria me importar em fazer essa coisa de ioga? antes, devemos ser convidados a pensar em experimentá-lo por nós mesmos.

Na verdade, embora a experiência da ioga não possa ser reduzida a palavras - assim como ler um livro sobre a preparação para uma maratona não vai realmente prepará-lo fisicamente para correr uma maratona - os objetivos e princípios da ioga podem ser facilmente discutidos.

Esta é a visão da Clínica Mayo sobre os benefícios da meditação:

A meditação é usada por pessoas perfeitamente saudáveis como meio de redução do estresse. Mas se você tem uma condição médica que piora com o estresse, pode considerar a prática valiosa para reduzir os efeitos relacionados ao estresse de alergias, asma, dor crônica e artrite, entre outros.

O Yoga envolve uma série de posturas, durante as quais você presta atenção especial à sua respiração - expirando durante certos movimentos e inspirando com outros. Você pode abordar a ioga como uma forma de promover flexibilidade física, força e resistência ou como uma forma de aprimorar sua espiritualidade.

BENEFÍCIOS DO YOGA

A ioga por meio da meditação funciona notavelmente para alcançar a harmonia e ajuda a mente a trabalhar em sincronização com o corpo. Quantas vezes descobrimos que não somos capazes de realizar nossas atividades adequadamente e de maneira satisfatória por causa das confusões e conflitos em nossa mente que pesam sobre nós?

O estresse é o principal suspeito que afeta todas as partes de nosso sistema físico, endócrino e emocional. E com a ajuda da ioga, essas coisas podem ser corrigidas.

No nível físico, a ioga e suas práticas de limpeza provaram ser extremamente eficazes para vários distúrbios.

Listados abaixo estão apenas alguns dos benefícios da ioga que você pode obter:

Benefícios do Yoga 1:

A ioga é conhecida por aumentar a flexibilidade; a ioga tem posturas que acionam as diferentes articulações do corpo. Incluindo aquelas articulações que não são afetadas por rotinas de exercícios regulares.

Benefícios do Yoga 2:

A ioga também aumenta a lubrificação das articulações, ligamentos e tendões. As posições de ioga bem pesquisadas exercitam os diferentes tendões e ligamentos do corpo.

Também foi descoberto que o corpo que pode ter começado a fazer ioga sendo rígido, pode experimentar uma flexibilidade notável nas partes do corpo que não foram conscientemente trabalhadas.

Benefícios do Yoga 3:

A ioga também massageia todos os órgãos do corpo. Ioga é talvez o único exercício que pode operar através de seus órgãos internos de uma maneira completa, incluindo aqueles que dificilmente são estimulados externamente durante toda a nossa vida.

Benefícios do Yoga 4:

O Yoga atua de maneira saudável nas várias partes do corpo. Essa estimulação e massagem dos órgãos, por sua vez, nos beneficia, mantendo afastadas as doenças e fornecendo um aviso no primeiro caso possível de um provável início de doença ou distúrbio.

Um dos benefícios de longo alcance da ioga é a estranha sensação de consciência que ela desenvolve no praticante de uma doença ou infecção iminente. Isso, por sua vez, permite que a pessoa tome uma ação corretiva preventiva

Benefícios do Yoga 5:

A ioga oferece uma desintoxicação completa do corpo. Ele alonga suavemente os músculos e as articulações enquanto nós ;; ao massagear os vários órgãos, a ioga garante o suprimento ideal de sangue para várias partes do corpo.

Isso ajuda a eliminar as toxinas de todos os cantos do corpo, além de fornecer nutrição até o último ponto. Isso leva a benefícios como envelhecimento retardado, energia e um gosto notável pela vida.

Benefícios do Yoga 6:

A ioga também é uma excelente forma de tonificar os músculos. Os músculos que ficaram flácidos e fracos são estimulados repetidamente para eliminar o excesso de gordura e flacidez.

Mas esses enormes benefícios físicos são apenas um "efeito colateral" dessa prática poderosa. O que a ioga faz é harmonizar a mente com o corpo e isso resulta em benefícios quânticos reais.

Agora é um segredo aberto que a vontade da mente permitiu às pessoas alcançar feitos físicos extraordinários, o que prova, sem dúvida, a mente e o corpo

conexão.

Na verdade, ioga = meditação, porque ambos trabalham juntos para alcançar o comum

objetivo de unidade de mente, corpo e espírito que pode levar a uma experiência de felicidade eterna que você só pode sentir através da ioga.

As práticas meditativas através da ioga ajudam a alcançar um equilíbrio emocional

por meio do desapego.

Isso, por sua vez, cria uma calma notável e uma perspectiva positiva, que também tem

tremendos benefícios para a saúde física do corpo.

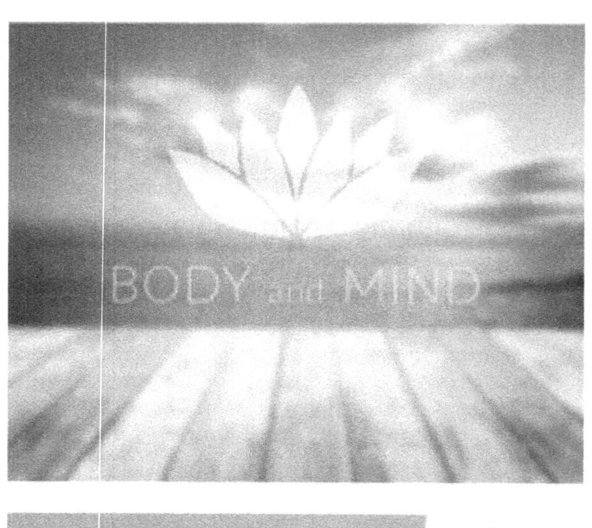

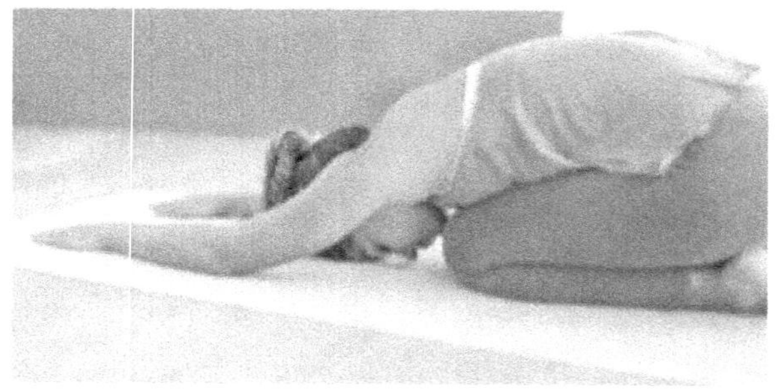

Yoga para iniciantes   www.livrosobresaude.com.br

A CONEXÃO MENTE E -CORPO

O Yoga está centrado na conexão mente-corpo. Essa harmonia mente-corpo é alcançada por meio de três coisas:

I.   Posturas (asanas)

II.   Respiração adequada (pranayama)

III.   Meditação

Mente e corpo obtêm inspiração e orientação das práticas combinadas de asanas, respiração e meditação.

À medida que as pessoas envelhecem (para os iogues, o envelhecimento é uma condição artificial), nossos corpos se tornam suscetíveis a toxinas e venenos (causados por fatores ambientais e dietéticos inadequados).

A ioga nos ajuda em um processo de limpeza, transformando nossos corpos em uma máquina bem sincronizada e lubrificada.

BENEFÍCIOS FÍSICOS

Ao harmonizar esses três princípios, os benefícios da ioga são alcançados. E quais são esses benefícios?

✓ Equilíbrio no sistema nervoso central do corpo

✓ Diminuição do pulso

✓ Taxas respiratórias e de pressão arterial

✓ Eficiência cardiovascular

✓ Estabilização do sistema gastrointestinal

✓ Aumento do tempo de retenção da respiração

✓ Habilidades de destreza aprimoradas.

✓ Equilíbrio melhorado

✓ Percepção de profundidade aprimorada

✓ Memória melhorada

BENEFÍCIOS PSICOLÓGICOS

Como observado acima, o Yoga também oferece uma série de benefícios psicológicos; e, de fato, esta é uma razão muito comum pela qual as pessoas começam a praticá-la. Talvez o benefício psicológico mais mencionado da ioga seja uma capacidade aprimorada de controlar o estresse. A ioga diminui os níveis de ansiedade, depressão e letargia de um indivíduo; capacitando-o a se concentrar no que é espiritual e importante: alcançar o equilíbrio e a felicidade.

APOIANDO UM ESTILO DE VIDA SAUDÁVEL

Há uma psicologia muito interessante por trás disso que os estudantes de pensadores ocidentais (por exemplo, Freud, Jung, Fromm etc.) acharão familiar e, de fato, bastante racional.

Quando um indivíduo decide ser feliz, algo dentro dessa pessoa é ativado; surge uma espécie de vontade ou consciência. Essa consciência começa a observar a selva de pensamentos negativos que estão nadando constantemente pela mente.

Em vez de atacar cada um desses pensamentos - porque isso seria uma luta sem fim! - a ioga simplesmente aconselha o indivíduo a observar essa luta; e por meio dessa vigilância, o estresse diminuirá (porque fica exposto e, portanto, não é alimentado pela mente inconsciente e não observadora!).

Ao mesmo tempo, à medida que um indivíduo começa a reduzir seu nível de negatividade interna, os comportamentos negativos externos subsequentes começam a cair por conta própria; hábitos como beber em excesso, comer excessivamente emocionalmente e se envolver em comportamentos que, em última análise, levam à infelicidade e ao sofrimento.

Com isso dito, seria um exagero sugerir que praticar ioga é a maneira mais fácil de, digamos, parar de fumar ou começar a se exercitar regularmente. Se fosse esse o caso, o ioga seria o ideal! O Yoga simplesmente diz que, com base em relações de causa e efeito racionais e científicas observadas há séculos, quando uma pessoa começa a se sentir bem por dentro, ela tende naturalmente a se comportar de maneiras que aumentam e promovem esse sentimento de bem-estar interior.

Assim, embora fumar (por exemplo) seja um vício e o corpo reagir à diminuição dos ingredientes que causam dependência, como alcatrão e tabaco (apenas para citar dois de muitos!), A ioga ajudará no processo. Isso ajudará a fornecer ao indivíduo a força e a lógica de que ele precisa para descobrir que fumar, na verdade, não o faz se sentir bem.

Na verdade, assim que começarem a observar como se sentem, perceberão sem dúvida que, em vez de se sentir bem, fumar faz a pessoa se sentir muito mal por dentro; é mais difícil respirar, por exemplo.

Bem, este livro não é um livro anti-tabagismo, e se você lutou para parar de fumar, por favor, não se ofenda com nada disso; não há nenhuma tentativa aqui de sugerir que parar de fumar é fácil ou apenas uma questão de força de vontade.

Os cientistas provaram que existe um verdadeiro vício físico, ao lado de um vício emocional que pode ser tão forte; talvez ainda mais forte.

O objetivo aqui é simplesmente ajudá-lo a compreender que a ioga pode ajudar uma pessoa a fazer escolhas de vida conscientes que promovam uma vida saudável e feliz. Isso pode incluir:

- Parar de fumar

■	Reduzindo o consumo excessivo de álcool

■	Alimentação mais saudável

■	Dormir mais

■	Reduzindo o estresse no trabalho (e em qualquer outro lugar)

■	Promover relacionamentos mais harmoniosos em todos os lugares

Lembre-se: a ioga não promete a ninguém que essas coisas simplesmente acontecerão da noite para o dia. No máximo, ioga é a luz que mostra como as coisas no porão realmente são bagunçadas; e uma vez que a luz está acesa, torna-se muito mais simples - sem falar na eficiência e na eficácia do tempo - limpar as coisas!

BENEFÍCIOS EMOCIONAIS

O Yoga também é saudado por sua habilidade especial de ajudar as pessoas a eliminar sentimentos de hostilidade e ressentimento interior.

Como resultado da eliminação dessas emoções tóxicas, a porta para a auto-aceitação e a auto-realização se abre.

BENEFÍCIOS DO GERENCIAMENTO DA DOR

O controle da dor é outro benefício da ioga. Uma vez que a dor e a dor crônica são condições que afetam a todos nós em algum momento, compreender a ligação positiva entre a ioga e o controle da dor pode ser inestimável.

Também pode ser financeiramente valioso, visto que a indústria de analgésicos é um mercado de bilhões de dólares e muitas pessoas, especialmente à medida que envelhecem, descobrem que seu seguro ou cobertura governamental não cobrem alguns medicamentos analgésicos de venda livre e farmacêuticos .

Acredita-se que a ioga reduz a dor ajudando o centro da dor do cérebro a regular o mecanismo de controle do portão localizado na medula espinhal e a secreção de analgésicos naturais no corpo.

Os exercícios respiratórios usados na ioga também podem reduzir a dor. Como os músculos tendem a relaxar quando você expira, aumentar o tempo de expiração pode ajudar a produzir relaxamento e reduzir a tensão.

A consciência da respiração ajuda a alcançar uma respiração mais calma e lenta e auxilia no relaxamento e no controle da dor. A inclusão de técnicas de relaxamento e meditação no ioga também pode ajudar a reduzir a dor. Parte da eficácia da ioga na redução da dor se deve ao foco na autoconsciência.

Essa autoconsciência pode ter um efeito protetor e permitir uma ação preventiva precoce.

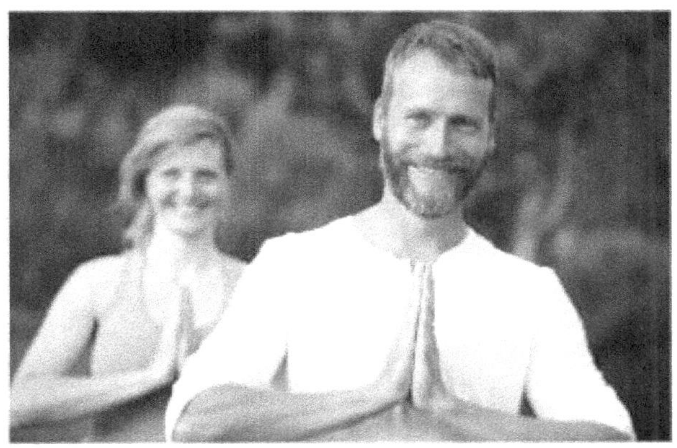

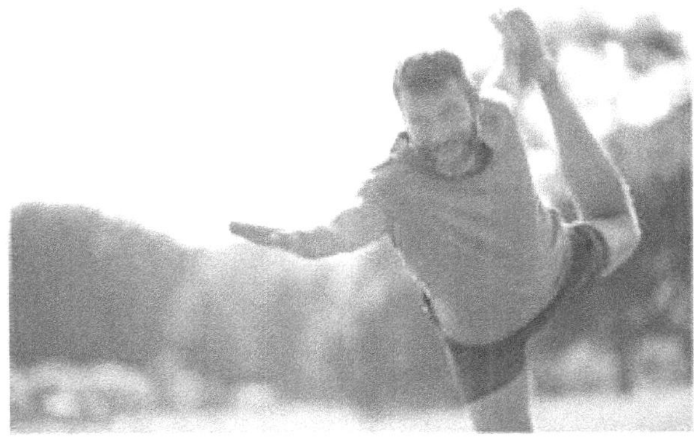

Yoga para iniciantes   www.livrosobresaude.com.br

PESSOAS REAIS, BENEFÍCIOS REAIS

O site www.livrosobresaude.com.br fornece alguns grandes testemunhos de pessoas reais - não iogues místicos ou pessoas oriundas de uma escola espiritual - que experimentaram resultados positivos de suas experiências de ioga. Aqui está apenas um deles:

O Bikram Yoga ajudou a controlar meu diabetes de maneira inacreditável. Reduzi minhas injeções de insulina em 50%. Perdi 13 quilos, perdi completamente o desejo de fumar, beber álcool e comer junk food.

- John Spanek

DIFERENTES TIPOS DE IOGA

É engraçado ver dessa forma, mas uma das coisas que promoveu a disseminação da ioga no Ocidente é a mesma coisa que às vezes pode impedir alguém de explorá-la verdadeiramente e, portanto, experimentar seus benefícios para a saúde. Essa coisa é variedade.

Às vezes, quando há apenas um de algo - como uma ideia, ou uma linguagem, ou qualquer coisa - é difícil para essa coisa se espalhar para fora daqueles que a seguem, concordam com ela ou simplesmente querem que continue existindo.

No entanto, quando há várias ideias e conceitos, as chances de disseminação aumentam; há apenas mais pessoas lá fora que serão capazes de acessar, falar sobre isso e, na verdade, torná-lo parte de suas vidas.

O que isso tem a ver com ioga? Bem, existem muitos tipos diferentes de ioga; e a razão para isso, como discutimos inicialmente, é que a ioga não é uma religião; é uma abordagem para estar vivo.

Como tal, é muito ágil e flexível (sem trocadilhos!) E transporta-se bem através das fronteiras culturais, nacionais e religiosas.

Graças à sua diversidade e diferentes facetas e tipos, a ioga se espalhou rapidamente pelo mundo ocidental nos últimos 110 anos ou mais; e está se espalhando mais rápido do que nunca (muitas empresas ocidentais agora pagarão por aulas de ioga como parte de um programa aprimorado de benefícios de saúde).

No entanto, essa mesma diversidade levou a alguma confusão; e as pessoas que foram expostas a um tipo de ioga podem acidentalmente pensar que já viram de tudo.

Isso é mais preocupante, é claro, quando alguém foi exposto a um tipo de ioga que - por qualquer motivo - não gostou, ou talvez, não estava totalmente pronto (assim como algumas pessoas podem abandonar um treino de fitness programa se eles não estiverem com a mente certa para ver o que está acontecendo).

Portanto, se você já experimentou ioga ou viu na televisão, leu sobre isso em um jornal ou ouviu um amigo ou colega falar sobre isso, esteja ciente de que há uma boa chance de você não ter sido exposto a todos que existe (o que é maravilhoso, porque significa que esta próxima seção será muito interessante e informativa para você!).

SEIS TIPOS PRINCIPAIS

Os estudiosos de ioga observam sete tipos principais de ioga

I.   **Hatha Yoga**

II.   **Raja ioga**

III.   **Karma ioga**

IV.   **Bhakti ioga**

V.   **Jnana ioga**

VI.   **Tantra ioga**

Vamos examinar cada um deles separadamente.

HATHA YOGA

Graham Ledgerwood, que ensina ioga e misticismo há mais de 30 anos, diz que a hatha ioga é praticada no Ocidente principalmente para a saúde e vitalidade, e é a mais popular na sociedade ocidental.

Ha **é um termo sânscrito que significa sol, então hatha ioga, de acordo com Ledgerwood, é um "meio maravilhoso de exercitar, alongar e liberar o corpo para que ele seja um instrumento vital, saudável e de vida longa para a mente e a alma".**

Hatha yoga é conhecido como o sistema de 5000 anos que foi usado para aumentar o corpo, mente e espírito saudáveis. As pessoas que praticam Hatha Yoga combinam os exercícios de alongamento dos asanas em sua prática. Inclui a concentração mental e técnicas de respiração.

A posição de lótus de Asanas está sendo usada na prática de Hatha Yoga.

O objetivo de aplicar o Hatha Yoga é o mesmo que usar outros tipos de Yoga. Seu objetivo é misturar o espírito humano com o espírito pacífico do Universo. Com esta prática, a pessoa que realiza o exercício de Yoga aumenta sua saúde e aspecto espiritual, mental, físico e emocional.

Fazer Hatha Yoga lhe dá paz e mantém seu ambiente e o mundo como um só. Ao fazer ioga, incluindo todos os tipos de ioga, a concentração é a raiz ou o ingrediente principal para uma ioga bem-sucedida

Todos os outros tipos de Yoga têm algumas semelhanças de uma forma ou de outra. O foco principal do Hatha Yoga é preparar o corpo para ceder de forma que o espírito seja capaz de absorver e cumprir sua missão.

O espírito é responsável por elevar e iluminar. Quando o espírito está iluminado, a mente está relaxada e joga fora todo o estresse e dor. O corpo também.

Muitas pessoas ficam confusas porque não entendem isso, se seu corpo não é saudável e impróprio; seu espírito não pode cumprir com sucesso a tarefa. Portanto, o objetivo do Hatha Yoga é perfeito para aplicar se o seu espírito estiver fraco.

O Hatha Yoga ajudará a encorajar seu corpo a se mover e avançar positivamente a um nível em que o espírito seja capaz de funcionar adequadamente. Seu espírito e corpo precisam responder positivamente para que a mente seja capaz de manter uma boa concentração.

Quando as pessoas ouvem a palavra Yoga, o Hatha Yoga vem à mente primeiro. Hatha Yoga é popular e é o ramo popular do Yoga. Na verdade, o outro estilo de ioga, como o Kundalini, Ashtanga, Bikram e Power Yoga, originou-se do Hatha Yoga.

O Hatha Yoga é conhecido como o veículo da alma. É responsável por conduzir o corpo e o espírito para o universo. Imagine-se voando em direção ao universo e não sinta nenhuma gravidade. Isso é tão relaxante e tentador.

A concentração é algo difícil de manter e recuperar. Se você se distrair facilmente com forças externas, o Hatha Yoga pode trabalhar para combatê-lo.

A melhor coisa sobre a prática do Hatha Yoga é que isso o ajuda a descobrir por si mesmo que existe uma luz divina que brilha em você. Não apenas ilumina você, mas pode ajudá-lo a se tornar mais forte, relaxado e flexível.

O exercício envolvido na prática do Hatha Yoga permite que a energia espiritual flua através dos canais de energia abertos. Isso será possível se a mente, o corpo e o espírito estiverem funcionando bem e em harmonia. Claro que manter um corpo saudável é o mais importante de tudo. Se seu corpo está fraco, sua mente e espírito são afetados também

Quando você pratica Hatha Yoga, pode facilmente lidar com o estresse e aliviar um pouco da dor e da tensão. Às vezes, o trabalho deixa você esgotado e exausto, então você precisa relaxar de vez em quando. Hatha Yoga é o melhor remédio para liberar essa dor e tensão.

Aperfeiçoar as posturas em hatha ioga tem dois objetivos:

Meditando.

As pessoas precisam de pelo menos uma postura com a qual possam se sentir totalmente confortáveis por um longo período de tempo. Quanto mais posturas você conseguir dominar, melhor será capaz de cultivar técnicas de meditação mais profundas.

Renovando as energias do corpo para uma saúde ideal.

RAJA YOGA

*S*semelhante ao yoga clássico, o Raja Yoga é considerado o "caminho real" para unificar a mente e o corpo. A Raja Yoga é considerada por alguns uma forma bastante difícil de ioga, porque busca a iluminação por meio do controle direto e do domínio da mente.

Yoga para iniciantes   www.livrosobresaude.com.br

Pessoas que podem se concentrar bem e desfrutar da meditação são as mais adequadas para o Raja Yoga. Este tipo - ou ramo - de ioga tem 8 membros:

1. **disciplina moral**

2. **autocontenção**

3. **postura**

4. **Controle da respiração**

5. **inibição sensorial**

6. **concentração**

7. **meditação**

8. **êxtase**

Yo _ .

KARMA YOGA

Karma ioga envolve ação altruísta. A própria palavra karma significa ação - todas as ações que vêm do indivíduo, desde seu nascimento até sua morte. Mais importante ainda, o carma é o caminho para fazer a coisa certa.

Conseqüentemente, a prática de karma yoga significa abrir mão do ego para servir a Deus e à humanidade.

Karma yoga vem dos ensinamentos do Bhagavad Vita, que às vezes é respeitosamente referido como "o Novo Testamento do Hinduísmo". Servir a Deus servindo aos outros é a base do Karma Yoga.

BHAKTI IOGA

Sri Swami Sivananda diz:

"Observe como o amor se desenvolve. Primeiro surge a fé. Então segue a atração e depois dessa

adoração. A adoração leva à supressão dos desejos mundanos. O resultado é obstinação e satisfação. Então, cresça o apego e o amor supremo por Deus.

Nesse tipo de Bhakti mais elevado, toda atração e apego que se tem pelos objetos de prazer são transferidos para o único objeto mais querido, Deus. Isso leva o devoto a uma união eterna com seu Amado e culmina na unidade ".

Bhakti yoga é, portanto, visto como amor divino. Como uma força de atração, Swami Nikhilananda e

Sri Ramakrishna Math dizem que o amor opera em três níveis:

I. **Material**

II. **Humano**

III. **Espiritual**

Esses dois iogues explicam ainda que o amor é um poder criativo, e esse poder criativo nos empurra a buscar alegria e imortalidade. Em suas próprias palavras elegantes e precisas:

O amor baseado na atração intelectual é mais impessoal e duradouro ... É uma questão de observação comum que quanto mais desenvolvida intelectualmente a vida de uma pessoa, menos ela tem prazer nos objetos dos sentidos.

JNANA YOGA

Jnana yoga é o caminho para a sabedoria. Graham Ledgerwood define jnana como "esvaziar" a mente e a alma das ilusões para que os indivíduos possam estar sintonizados com a realidade, liberando todos os pensamentos e emoções até que o indivíduo seja transformado e iluminado.

Jnana yoga é um dos quatro principais caminhos que levam diretamente à auto-realização (filosofia de advaita vedanda). Ao esmagar os obstáculos da ignorância, o estudante de jnana ioga experimenta Deus.

Conceitos como discernimento e discriminação são altamente considerados em Jnana yoga, onde o aluno ou devoto se identifica como separado dos componentes de seu ambiente. "Neti-neti" também é um princípio inerente ao Jnana Yoga. Literalmente, significa "não isto, não isto" e ao remover objetos ao redor, o que resta é apenas VOCÊ e somente você.

TANTRA YOGA

Um sétimo tipo de ioga sobre o qual muitas pessoas ouviram falar e, de fato, estão bastante curiosas, é o tantra ioga.

O tantra ioga é considerado por alguns o mais oriental de todos os ramos do ioga. Muitas vezes é mal interpretado como consistindo exclusivamente em rituais sexuais. Envolve mais do que sexo: é o caminho da autotranscendência por meios rituais, um dos quais é apenas a sexualidade consagrada.

Algumas escolas tântricas realmente recomendam um estilo de vida celibatário a partir de certo ponto.

Tantra **significa literalmente "expansão".** Um devoto do Tantra expande todos os seus níveis de consciência para que possa alcançar a Suprema Realidade. O Tantra Yoga visa despertar os aspectos masculino e feminino dentro de uma pessoa para desencadear um despertar espiritual.

O tantra ioga concentra-se mais na cura espiritual e, acima de tudo, na integração do corpo, da mente e do espírito. Na Índia, é uma tradição antiga que a sexualidade é uma fase importante e significativa para se conseguir atingir um certo grau de iluminação.

Nas normas religiosas ocidentais, os prazeres e desejos sexuais não estão inclinados ou associados à espiritualidade. Com essas diferenças de tradições, existe uma linha tênue entre seus sentimentos e atitudes em relação à sexualidade e espiritualidade.

No entanto, na filosofia oriental, eles celebram e se alegram com o esplendor e a glória da criação. E mais tarde, eles desenvolveram um estudo ou ciência para compreender como obter o máximo dessa experiência terapêutica e maravilhosa. A energia é conhecida e considerada a fonte de vida no Tantra.

Além disso, eles consideram a energia e o desejo sexual como uma energia grande e sagrada. Existem alguns dos muitos exercícios que ajudam no desempenho no aspecto sexual, bem como alguns ajustes dietéticos. Alguns desses exercícios físicos incluem contrações, respiração e manutenção de certas posições.

Existem tantos benefícios que podem ser obtidos realizando esses vários exercícios físicos. Alguns deles incluem funcionamento aprimorado da próstata e desempenho sexual aprimorado e aprimorado. Outro benefício é a melhora da resistência sexual durante a relação sexual.

Existem também diferentes tipos de exercícios. Além dos exercícios físicos, existem exercícios psicoespirituais. Esses exercícios são maneiras de desenvolver a mediação do amor e do desejo incondicional. Como resultado, isso pode tornar as atividades sexuais menos ansiosas e estranhas, além disso, a pressão para executar e mover é minimizada.

Diz-se que a experiência sexual mais fascinante é ceder completamente ao seu parceiro ou amante o que ele realmente deseja. As expectativas podem ser altas, então é preciso ter um bom desempenho e fazer algo a respeito.

Por meio da mediação e de exercícios adequados, pode-se pensar nas várias maneiras pelas quais pode satisfazer seu amante. Quando se está focado e concentrado em dar o que seu amante realmente deseja é uma experiência que pode fortalecer seu relacionamento com o outro, além disso, você receberá a satisfação que sempre desejou. Existem poucos exercícios que podem te ajudar muito a focar no seu desempenho sexual.

Ao repetir alguns mantras e cânticos junto com exercícios respiratórios e meditação adequada, pode-se alcançar esses benefícios.

Existem também várias maneiras de levar suas preliminares ao mais alto nível. Com massagens curativas e carícias suaves, pode-se receber uma experiência gratificante que pode estimular a cura física e espiritual de diferentes maneiras.

O Reiki, ou cura por canalização de energia, é praticado antes de iniciar uma atividade sexual. Isso é conhecido por aumentar o prazer sexual em uma relação sexual. É uma arte de cura oriental em que um parceiro canaliza sua energia para o outro.

Por meio da estimulação tátil, a cura é alcançada e tanto o aspecto físico quanto o espiritual são aprimorados. Dessa forma, vocês dois podem atingir um estado mais profundo de relaxamento e meditação, o que é muito útil para casais e casais.

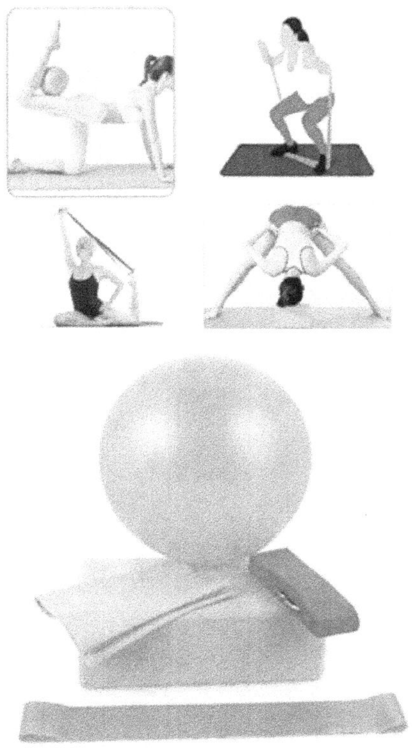

Yoga para iniciantes   www.livrosobresaude.com.br

Kit de Yoga para Iniciantes, 5 Unidades, Exercício em Casa, link >> https://amzn.to/37I7mmf

CONSELHOS PARA INICIANTES

Como você já sabe (isto é, se você não sabia quando começou a ler!), A ioga é uma abordagem muito interessante e antiga de unir o corpo e a mente. Provou benefícios para a saúde, incluindo melhorias emocionais e físicas.

Yoga para iniciantes www.livrosobresaude.com.br

Portanto, as chances são, se você está prestes a iniciar um programa de ioga (talvez em um centro local ou comprou um vídeo ou DVD e quer experimentar em casa), você está animado, otimista e ansioso Para começar!

No entanto, é aconselhável observar que, antes de iniciar a prática de ioga, você deve se fazer algumas perguntas importantes. Essas perguntas não têm uma resposta certa ou errada.

Destinam-se apenas a estimular os seus próprios pensamentos e a dar-lhe a mentalidade de que necessita para ter sucesso como estudante de ioga a longo prazo.

Aqui estão as perguntas básicas que você deve fazer antes de iniciar qualquer programa de ioga:

■ Quais são meus motivos para iniciar um programa de ioga? Eles são realistas?

■ Se meu programa de ioga envolver algum grau de esforço físico, como certas posturas em hatha ioga, recebi autorização médica de um profissional de saúde qualificado para garantir que não me machuque?

■ Meus objetivos ao seguir um programa (ou programas) de ioga são claros e positivos? Eu sei o que quero alcançar?

■ Estou preparado para dedicar o tempo necessário para realmente tirar o máximo proveito da minha experiência de ioga?

■ Existem pessoas ao meu redor que podem negativamente tentar me convencer (ou zombar) de seguir esse caminho de desenvolvimento pessoal? Devo evitar essas pessoas ou pedir-lhes que respeitem o que estou escolhendo fazer?

Observe que essas são apenas perguntas básicas; e esta não é uma lista exaustiva. A questão aqui é que você deve estar claro e confiante sobre sua escolha de experimentar a ioga.

E lembre-se, por favor: existem muitos tipos diferentes de ioga e muitos tipos diferentes de instrutores de ioga. A maioria deles é ótima; alguns deles podem ser bem-intencionados, mas podem não ter o alicerce de que precisam para ensinar.

Lembre-se sempre: *nenhum instrutor de ioga com quem você trabalha deve jamais humilhá-lo, degradá-lo, insultá-lo ou fazê-lo se sentir inferior.*

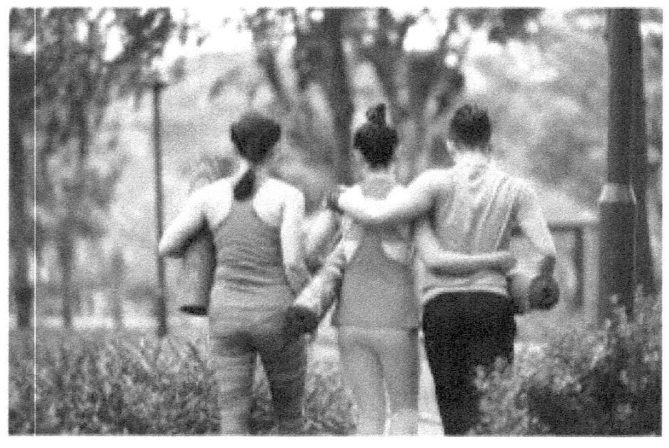

Se você encontrar 1 em cada 1000 que ainda não atingiu o desenvolvimento pessoal de que precisa para ensinar com eficácia, lembre-se: sempre há outros professores!

O objetivo aqui é fazer você feliz, saudável e confiante. Esses critérios devem fazer parte de todas as suas experiências de ioga desde o primeiro dia.

NOTA FINAL SOBRE CONSISTÊNCIA

Para que você possa aproveitar todos os benefícios de seu compromisso com a prática de ioga, observe que consistência e regularidade são as chaves.

Você não pode entrar em uma sessão e pular três ou quatro só porque está dolorido, teve um noivado inesperado ou estava muito estressado.

Yoga para iniciantes   www.livrosobresaude.com.br

Para que o corpo e a mente mudem, você precisa praticar ioga de forma consistente. Remova todos os obstáculos, reais ou imaginários, e continue comprometido.

Suas recompensas serão mais saúde, melhor equilíbrio emocional e uma vida mais feliz e plena!

POSIÇÕES DE IOGA PARA INICIANTES

As posições de ioga para iniciantes são muito fáceis de aprender. Se você não experimentou nenhuma sessão de ioga ou nunca viu uma, isso não é um problema.

Os praticantes falaram sobre a unificação da mente, corpo e espírito. Eles alegaram que isso será adquirido através da prática de exercícios e técnicas de ioga.

Yoga para iniciantes   www.livrosobresaude.com.br

Se é a primeira vez que ouve falar de ioga, você certamente se perguntará como esses exercícios são feitos e como eles são. Como você é um iniciante, com certeza perguntará que tipo de posição será melhor para você.

Os iogues acreditam que a mente e o corpo estão ligados em uma estrutura unificada. Essa crença nunca falhou e mudou com o tempo. A ioga realizou extensivamente um procedimento surpreendente de cura de si mesmo por meio da harmonia. Isso pode ser feito com êxito se você estiver em um ambiente adequado.

Com os grandes efeitos do yoga, os médicos se convenceram de que o yoga tem alguns resultados terapêuticos e pode ser recomendado para pessoas que têm doenças de difícil cura.

Se você tem alguma doença que o acompanha há muito tempo, pode praticar as posições de ioga para iniciantes e aplicá-las a si mesmo.

Se você deseja praticar as posições de ioga para iniciantes, deve acreditar que a ioga é eficaz e o ajudará a ser curado ou revigorado.

Yoga não é apenas uma aplicação recente. Tem sido praticado e aplicado há muito tempo e até hoje as pessoas estão se beneficiando muito com isso.

Investigações e pesquisas foram implementadas para provar que a ioga pode ser útil no processo de cura.

Portanto, está provado que as posições de ioga para iniciantes são extremamente eficazes e úteis quando se trata de manter um alto nível de flexibilidade articular.

Embora as posições de ioga para iniciantes sejam apenas simples e básicas, ela pode lentamente trazer um estilo de vida saudável e trazer mais quando for praticada repetidamente.

As posições de ioga para iniciantes são muito interessantes e emocionantes de realizar. Os iniciantes nunca acharão difícil acompanhar os exercícios porque são simplesmente simples.

A técnica de ioga contribui muito para nossas glândulas e órgãos internos. Também inclui as partes do corpo humano que quase não são estimuladas.

Se você quiser aprender as posições de ioga para iniciantes, pode aprender facilmente em casa ou na escola onde se ensina ioga.

Algumas posições básicas de ioga para iniciantes incluem posturas em pé, posturas sentadas, curvas para a frente e para trás, equilíbrio e torção. Essas posições de ioga para iniciantes não estão muito longe de quem está acostumado a praticar ioga.

Apenas que as posturas e posições extremas sejam tratadas na última parte do exercício.

O tempo de duração na execução das posições também é reduzido porque um iniciante não consegue lidar totalmente com um longo tempo de exposição na prática.

O descanso é exigido do iniciante para que ele não seja drenado facilmente para preparar o corpo para novas posições.

Como você é um iniciante, a coisa mais importante que você deve entender é a autodisciplina. Yoga não é apenas fazer ioga e executar as posturas. Se você ainda não domina o básico, não pule para os estágios e posições complexas, porque você não sentirá a essência de executar as posições de ioga para iniciantes.

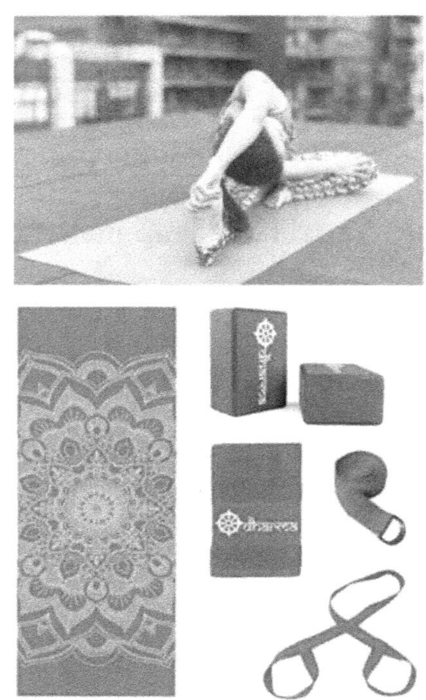

Kit Yoga Completo Rosa Mandala+alça+cinto+2

Blocos+toalhinha link >>> https://amzn.to/3mwXn7J

COMO GERENCIAR POSIÇÕES DE IOGA

Existem muitas posições e posturas de ioga que são construídas para melhorar a postura.

As posições de ioga têm muitos benefícios, pois visa melhorar nossa postura e nos dar uma figura ereta.

Às vezes, podemos não perceber que somos uma figura torta. Se praticarmos isso por muito tempo e não fizermos nada a respeito, esperamos ter um osso torto no futuro.

As posições de ioga são boas para fortalecer o nosso corpo dando foco às coxas, joelhos e tornozelos. Se você se acostuma a praticar posições de ioga todos os dias, espera-se que seus ossos respondam imediatamente.

O abdômen e as nádegas são considerados uma grande excitação para ambos os sexos. Para o homem, é ideal manter um bom abdômen do abdômen. Isso o torna mais atraente para as mulheres.

Ter um bom traseiro também é importante para algumas mulheres, muitas delas estão praticando para ganhar mais figura e forma no corpo.

As posições de ioga aliviam surpreendentemente a ciática. Essas são algumas dores que não podem ser evitadas. Se você fizer ioga de vez em quando, mesmo regularmente, talvez não sinta nenhuma dor nas costas ou nos músculos.

Aqui estão algumas técnicas sobre como manter uma boa posição de ioga. Basta seguir estas etapas para compreender totalmente as posições de ioga e ser capaz de executá-las da maneira adequada.

1. Você deve ficar com as bases dos dedões dos pés se tocando e os calcanhares ligeiramente separados. Você deve levantar e espalhar os dedos dos pés lentamente e a planta dos pés também. Em seguida, você precisa colocá-los suavemente no chão. Balance-se para frente e para trás e até mesmo de um lado para o outro. Você pode reduzir gradualmente essa oscilação para manter a paralisação, com o peso equilibrado uniformemente sobre os pés.

2. Endurecer os músculos da coxa e, em seguida, levantar as joelheiras é o próximo passo. Faça isso sem endurecer a parte inferior da barriga. Levante a parte interna dos tornozelos para fortalecer os arcos internos e, em seguida, imagine uma linha de energia que vai subindo pela parte interna das coxas até a virilha. Dali, através do centro do pescoço, tronco e cabeça, e para fora pelo topo da cabeça. Você deve virar a parte superior das coxas lentamente para dentro. Aumente o cóccix em direção ao chão e eleve o púbis na direção do umbigo.

3. Empurre as omoplatas em direção às costas, depois alargue-as transversalmente e descarregue-as pelas costas. Sem empurrar as costelas frontais inferiores para a frente, levante a parte superior do esterno em direção ao teto. Alargue as suas clavículas. Suspenda os braços ao longo do torso.

4. Você deve equilibrar o topo de sua cabeça firmemente sobre o meio de sua pélvis, com a

base do queixo análoga ao chão, a garganta macia e a língua larga e plana no assoalho da boca. Faça seus olhos parecerem mais suaves.

5. Tadasana é geralmente a posição inicial de ioga para todas as posturas em pé. Aplicar Tansana é útil especialmente na aplicação de posturas. Ficar na postura por 30 segundos a 1 minuto e, em seguida, respirar facilmente mantém a postura satisfatória.

Basta seguir essas figuras simples e ter certeza de que está fazendo as posições de ioga corretas.

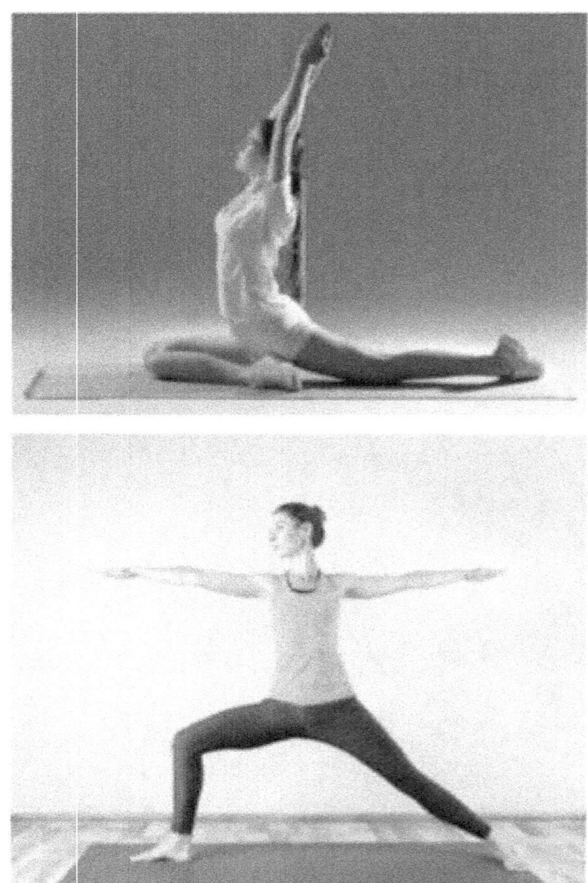

COMECE COM SUAS POSES DE IOGA

Existem muitas posturas de ioga e você pode se perguntar se algumas ainda são exercitadas e aplicadas. A resposta é sim.

As posturas de ioga funcionam e executam de maneira diferente. Cada pose é projetada para desenvolver a flexibilidade e a força da pessoa.

Yoga para iniciantes   www.livrosobresaude.com.br

Aqui estão algumas das posturas de ioga comumente usadas:

POSTURAS EM PÉ

Em pé é uma das posturas de ioga importantes. Esse tipo de postura é útil para alinhar seu corpo e seus pés. Isso também é muito útil para melhorar e manter uma boa postura.

É uma vantagem porque se você tiver uma postura incorreta, sua coluna pode ser esticada e esticada sem perceber. As posturas em pé ajudam a dar força às pernas e ao mesmo tempo aumenta a elasticidade das pernas e quadris porque estão todos ligados uns aos outros.

POSES SENTADAS

Esses tipos de posturas de ioga aumentam a flexibilidade da parte inferior das costas e do quadril. Isso também fortalece suas costas. Isso adiciona flexibilidade aos joelhos, virilha, tornozelo e, principalmente, à coluna.

Outra vantagem é que ajuda a inspirar profundamente, o que lhe dá aquela sensação de calma e paz.

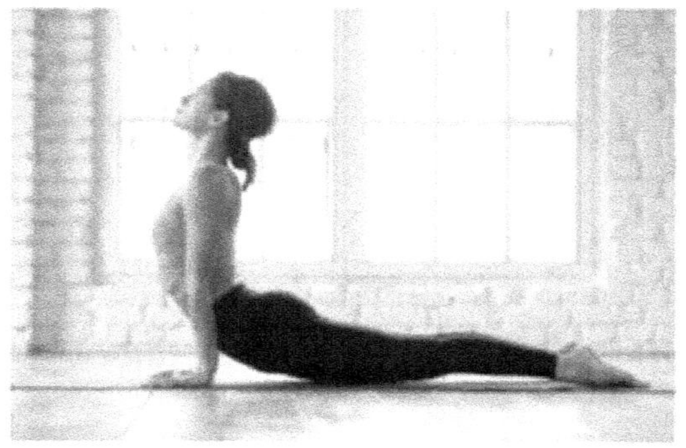

CURVAS PARA FRENTE

Este tipo ajuda você a alongar os tendões da coxa e também a fortalecê-la. Isso diminui a tensão encontrada em seu pescoço, ombro, costas e aumenta a flexibilidade em sua coluna.

A calma também é alcançada neste tipo de postura.

Flexões para trás são incrivelmente úteis para abrir o peito, quadris e até mesmo as costelas. Isso é útil para fortalecer e tornar os ombros dos braços mais fortes.

Ao mesmo tempo, aumenta simultaneamente a flexibilidade e a elasticidade dos ombros. O bom é que ajuda a aliviar a tensão da frente do corpo até os quadris e aumenta a capacidade da coluna.

Sua medula espinhal é algo importante em seu corpo, por isso você precisa cuidar bem dela.

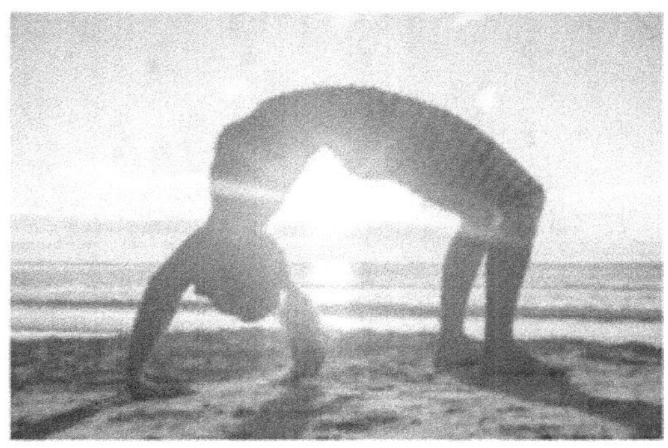

PONTE (BACK BENDS)

Observe que as flexões para frente são desafiadoras porque o exercício dá uma sensação agradável e pode causar a correção de algumas lesões. Neste tipo de posição, você pode usar um adereço como a alça ou o preto porque será muito útil.

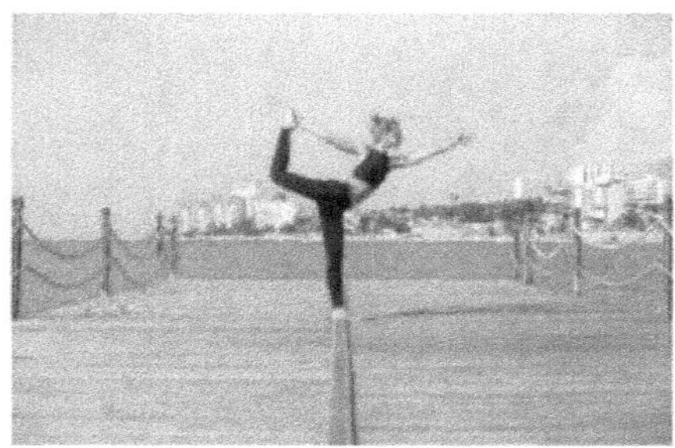

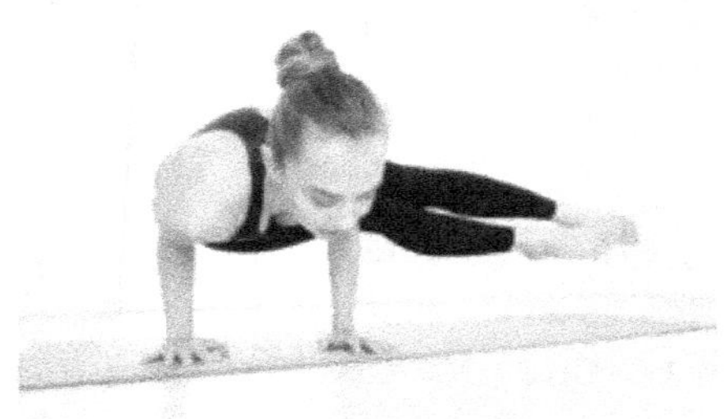

Yoga para iniciantes www.livrosobresaude.com.br

EQUILIBRIO

As poses de equilíbrio são muito desafiadoras. As pessoas que praticam ioga ficam muito entusiasmadas com o equilíbrio. Isso é bom porque a diversão que a pessoa adquire a ajuda a viver seu espírito e iluminar sua alma.

O equilíbrio é útil para melhorar sua postura. Ao melhorar sua postura, a medula espinhal é alongada, o que ajuda a evitar algumas lesões e quedas.

O equilíbrio ajuda a treinar sua habilidade de se concentrar em seu objetivo principal e atenção. Porém, atenção deve ser obtida no último nível, pois se sua concentração for fraca, com certeza você não poderá realizar este tipo de postura.

O equilíbrio é uma das posturas de ioga que as pessoas realmente apreciam e para a qual se esforçam. Junto com as posturas de equilíbrio, vem a torção que libera extremamente a tensão por todo o corpo.

A tensão em sua coluna fica clara. A torção pode parecer difícil de obter. É importante executar torções em ambos os lados do corpo para que o equilíbrio e o alinhamento sejam obtidos.

Observar essas posturas de ioga ajudará você a se dar bem com a ioga. Lembre-se de que a concentração é a sua principal chave se você deseja ter sucesso em fazer essas posturas de ioga.

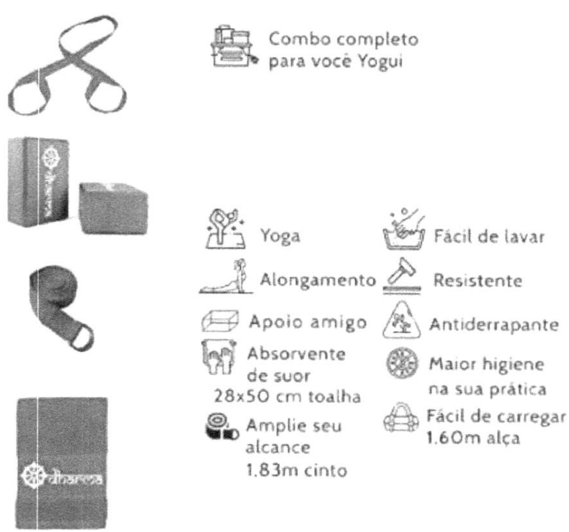

Kit Acessórios Props Yoga

Link >>> https://amzn.to/2Hv4T3J

Yoga para iniciantes   www.livrosobresaude.com.br

EQUIPAMENTO E ACESSÓRIOS PARA IOGA

A popularidade da ioga deu origem a uma indústria especializada em equipamentos, acessórios e roupas para ioga. A internet é um verdadeiro mercado de coisas para ioga e as linhas de produtos são tão variadas e diversas quanto os muitos ensinamentos e posturas da ioga.

Se você se aventurou na loja de artigos esportivos de sua vizinhança, ou mesmo em uma loja de departamentos, provavelmente já viu uma variedade de equipamentos de ioga que apresentam pessoas com aparência muito feliz e pacífica sentadas em um tapete de ioga ou usando uma toalha de ioga.

Na verdade, para alguém interessado em ioga, isso é como uma criança em uma loja de doces. Nunca houve um momento no mercado em que o equipamento para ioga fosse tão fácil de encontrar e, na verdade, tão acessível!

Com isso dito, pode ser bastante confuso quanto a qual equipamento faz o quê. Todos eles parecem ter pessoas tão felizes na embalagem; como você sabe no que vale a pena investir seu dinheiro?

Bem, em última análise, a resposta a essa pergunta importante será determinada pelo tipo de ioga que você deseja experimentar e também por suas próprias preferências.

Algumas pessoas, por exemplo, não querem se sentar em um tapete; eles preferem a firmeza do chão. Outras pessoas acham que sentar no chão é doloroso e pode causar dores nas costas e no cóccix; e, como tal, um tapete de ioga é essencial.

Portanto, em vez de prescrever aqui o que você deve comprar e o que não deve, vamos nos concentrar nas várias coisas legais que você pode comprar facilmente, e você pode usar essas informações para ajudá-lo a tomar uma decisão sábia.

TAPETES DE IOGA

Vamos começar com o famoso tapete de ioga. Agora, como regra geral (para a qual sempre haverá, é claro, exceções): cuidado com a versão de supermercado.

Um bom tapete de ioga tem uma boa aderência ao chão, o que é importante se você tiver que realizar posturas e manobras complicadas.

Eles normalmente medem cerca de 2 pés de largura e estão disponíveis em uma série de cores do arco-íris.

Existem tapetes de ioga para todos os níveis, do iniciante ao avançado, e você pode escolher a espessura.

Muitas lojas de ioga fornecem tapetes com amortecimento eficiente. Esteiras de ioga também estão disponíveis para crianças.

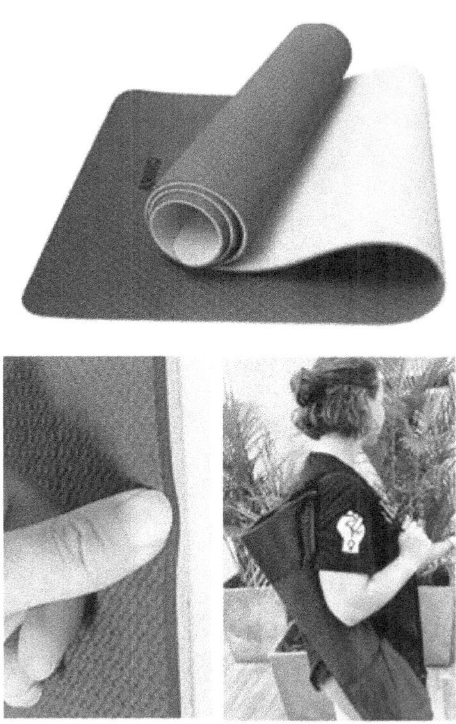

Tapete de Yoga Roxo

Link .> >> https://amzn.to/34r6vV1

156

TOALHA DE IOGA

Não se esqueça de sua toalha de ioga. Existem também toalhas antiderrapantes e alguns fabricantes fazem toalhas superabsorventes - também, no que alguns varejistas chamam de "cores de chakra".

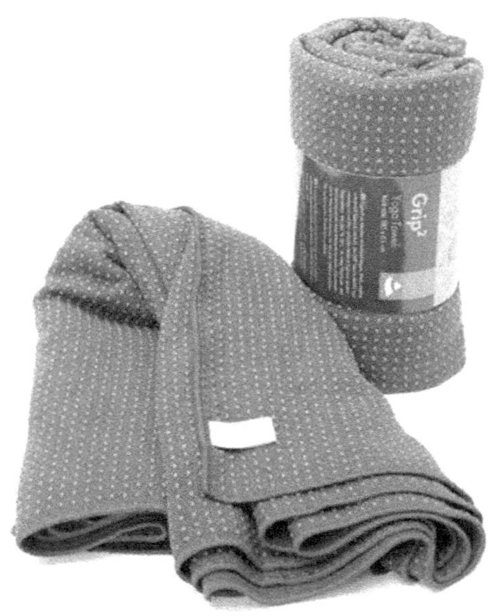

Toalha de Yoga Microfibra,com pontas de silicone link >> https://amzn.to/35z0Yee

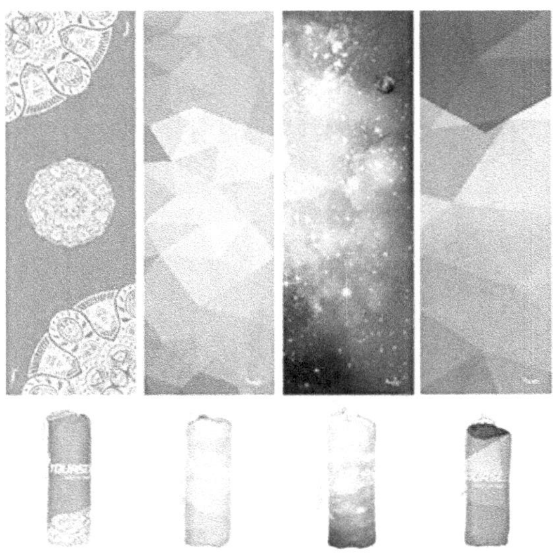

Toalha de ioga – 72 x 24 – antiderrapante, ultra absorvente, microfibra macia e perfeita, quente/sem escorregões/toalha de yoga para fitness + bolsa de viagem

Link >>> https://amzn.to/37DZu5h

SACOS DE IOGA

As sacolas de ioga parecem retangulares - quase tubulares - e são projetadas para segurar seu tapete de ioga, toalha e outros acessórios.

A maioria dos produtos tem uma alça de ombro e são feitos de materiais diferentes, sendo o náilon o mais comum.

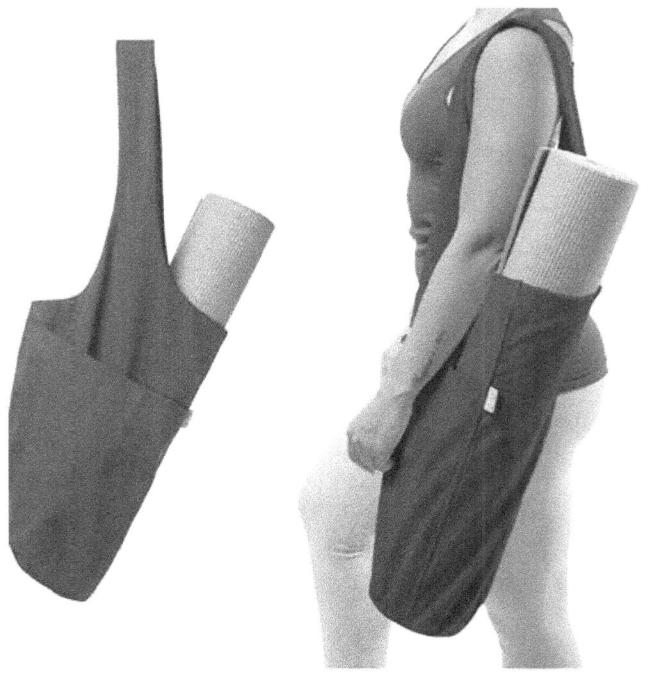

Bolso lateral grande e bolso com zíper | Serve para a maioria dos tamanhos de tapetes

Yoga para iniciantes   www.livrosobresaude.com.br

Link>>> https://amzn.to/3mnRQAf

ALÇAS DE IOGA

Aqueles que fazem muitas rotinas de flexibilidade de ioga geralmente optam por alças de ioga. Essas tiras os ajudam a esticar os membros e a manter as posturas por mais tempo.

SACOS DE AREIA E REFORÇOS PARA IOGA

Existem também sacos de areia e apoios para ioga que ajudam a equilibrar o corpo e fornecem suporte enquanto você realiza suas posturas, alongamentos e posições.

Eles também estão disponíveis em várias cores.

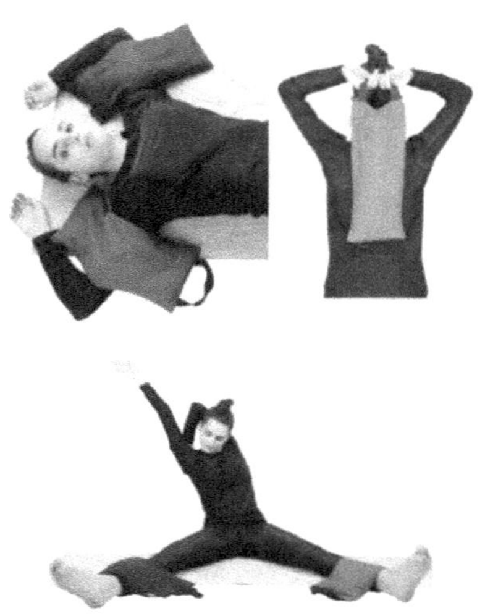

Sacos de areia para ioga – Bolsa dupla com bolsa interna à prova d'água – Adequado para adicionar peso e suporte, Roxa

Kink>> https://amzn.to/3or9lBx

Ioga para iniciantes   www.livrosobresaude.com.br

ALMOFADAS, CADEIRAS, BANCOS E TRAVESSEIROS PARA MEDICAMENTOS PARA IOGA

O site www.livrosobresaude.com.br vende kits de yoge e Pilates", que é ideal para exercívios.

Há a cadeira de meditação no dorso (sem pernas) com as costas retas e firmes para apoio. Existem também bancos de meditação (em diferentes formas) e o travesseiro de respiração (prayanama).

Yoga para iniciantes www.livrosobresaude.com.br

166

BOLAS DE IOGA

As bolas são boas para construir força, alcançar o equilíbrio e tonificar os músculos.

Essas divertidas bolas de ioga custam baratos, e muitos dançarinos e fisioterapeutas usam bolas de ioga para uma variedade de movimentos, incluindo: flexões para trás, posturas restauradoras e abridores de quadril.

Muitas bolas podem conter até 600 libras de peso.

Yoga para iniciantes   www.livrosobresaude.com.br

E… lembre-se: não se esqueça da bomba de ar!

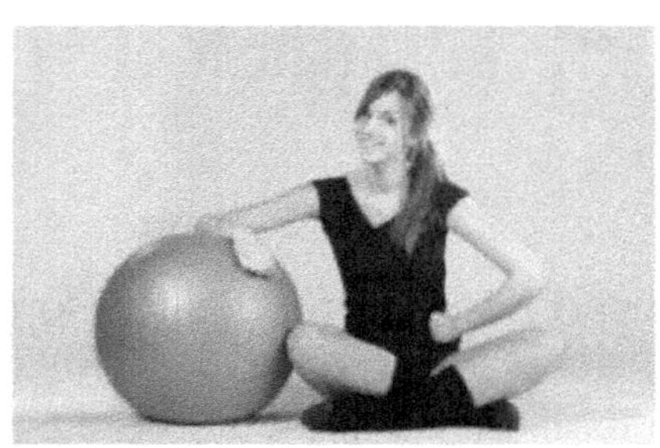

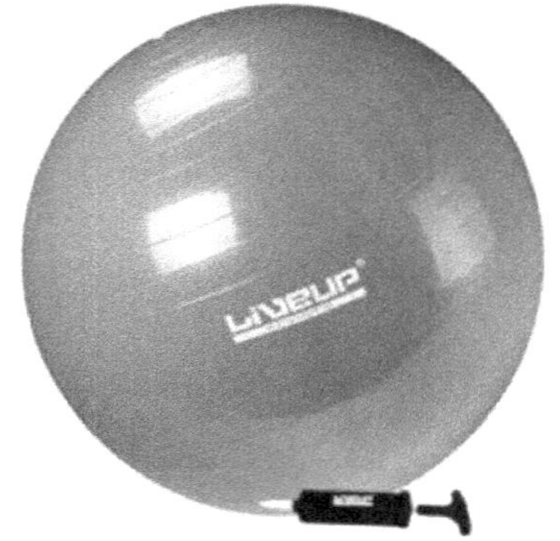

Bola Suiça Premium, 85Cm, Cinza

Yoga para iniciantes   www.livrosobresaude.com.br

Link >>> https://amzn.to/3dSBM6v

BLOCOS DE IOGA

Esses dispositivos parecem blocos e têm uma aparência de colchão. Eles são ótimos para extensões de movimento corporal.

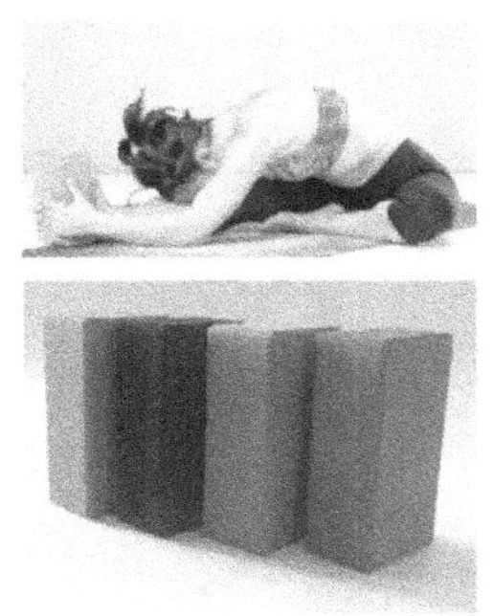

BLOCO PARA YOGA

Link >>> https://amzn.to/3dYrrGe

VÍDEOS / DVDS DE IOGA

Se você está com pouco tempo, sinta-se um pouco tímido para assistir a uma aula de ioga pública ou apenas quer ter uma ideia de como a ioga é praticada, os vídeos / DVDs de ioga são uma ótima maneira de começar a praticar ioga.

Uma grande vantagem dos vídeos de ioga é que você pode assistir aos clipes repetidamente até dominar as técnicas corretamente.

Yoga para iniciantes   www.livrosobresaude.com.br

172

MÚSICA DE IOGA

Experimente a música de ioga para ajudá-lo a meditar melhor, respirar mais fundo e manter essas posições por mais tempo.

Para citar alguns títulos: Música lenta para ioga, Música do templo sagrado tibetano, Estação Shiva, Néctar, Fragrância do Oriente, etc.

Há também música de ioga para dança trance e fluxo de ioga, cânticos e mantras e livros de áudio.

Yoga para iniciantes   www.livrosobresaude.com.br

ROUPAS DE IOGA

Embora não seja obrigatório para as aulas, muitos participantes de ioga querem um traje totalmente ioga para complementar sua prática de ioga.

A maioria dos iniciantes, entretanto, vem com uma camiseta larga de algodão e leggings confortáveis.

Yoga para iniciantes   www.livrosobresaude.com.br

Ao escolher as roupas de ioga perfeitas, é claro que elas devem ser confortáveis e feitas para dar um efeito relaxante.

As melhores roupas de ioga são aquelas que permitem que você se mova livremente e evite distrações e perturbações durante a prática. Eles precisam se sentir bem na sua pele para que você fique livre de irritações.

As roupas de ioga são um acessório importante porque o colocam no clima. Se você não tiver o conjunto perfeito de roupas de ioga, seu dia de prática não será bom.

Durante uma prática pesada, é esperado que você sue muito. Algumas pessoas realmente não suam muito, mas se você fizer isso, você deve usar roupas absorventes para que o suor em seu corpo seja minimizado e lhe dê uma sensação de seca.

Quando você estiver todo coberto de suor, terá aquela sensação pegajosa que o mantém desconfortável e às vezes arranhado.

Embora as roupas de ioga não precisem ter uma boa aparência, ainda é importante que você use roupas atraentes para ter uma boa aparência.

A confiança também é um fator que afeta a prática. Se você usar boas roupas de ioga, não se sentirá discriminado. Por isso, escolha as melhores roupas que vão combinar com a sua personalidade.

Na prática de ioga, não há necessidade de escolher suas roupas. Se você quer mostrar um pouco de pele, é com você. Se você tem um corpo em boa forma, pode usar camisas e calças justas.

Se você não tem essa figura, mas pensa que tem coragem, ninguém vai repreender você. Afinal, é você quem carrega seu corpo enquanto você aguenta.

Aqui estão as coisas comuns que você precisa ao procurar roupas de ioga.

1. Tops de ioga - a primeira coisa que você deve considerar ao escolher um top de ioga é que ele não deve cair em seu rosto. Os tops são projetados para permitir que você se mova livremente e não se distraia ao fazer o exercício.

Se você vai usar camisetas, não deve ser tão longo e não deve cobrir a parte inferior do corpo. Isso é importante para verificar o alinhamento da parte inferior do corpo porque você pode ver se os joelhos e tornozelos estão alinhados corretamente. A maioria das mulheres usa sutiãs esportivos para que, ao fazer alguns movimentos, tenham a certeza de que os seguram com segurança e evitam as chances de cair durante o alongamento.

2. Calças de ioga -Escolher suas calças de ioga é bastante delicado. A textura e a superfície de algumas calças podem não dar uma sensação confortável. O comprimento da calça é uma das coisas a se considerar na escolha. Algumas calças são longas que chegam aos tornozelos. Se não for confortável para você, use calças abaixo dos joelhos. Isso permite que você se mova livremente.

3. Shorts de ioga - esta é uma boa escolha se você estiver praticando ioga quente ou conhecida como Bikram Yoga. Este tipo de ioga é feito em uma sala com alta temperatura. Usar shorts vai liberar o calor de seu corpo.

Escolher suas roupas de ioga não significa que tenha que ser caro. O importante é que você se sinta bem e confortável no fundo.

184

CONCLUSÃO

A jornada da ioga é sempre um eterno aprendizado, agradável e zen. Não há fim para a ioga; é um processo constante de autodescoberta e de energização do corpo para dar-lhe saúde ideal.

Dito isso, para propósitos puramente práticos, não há problema em se referir a algo como uma "Yoga Para Iniciantes" e espero que este livro tenha sido uma agradável revelação para você.

Entre outras coisas, este livro tem idealmente:

✓ Esclarecido para você que ioga não é uma religião e, portanto, não requer ou exige que você mude de fé.

✓ Ajudou você a entender os benefícios da ioga; benefícios que variam de melhorias físicas, emocionais e psicológicas.

✓ Ajudou você a entender que a ioga não é uma "coisa da noite para o dia", mas exige consistência, compromisso e rotina a fim de oferecer todos os benefícios que você merece

✓ Ajudou você a entender os vários tipos diferentes de ioga disponíveis para você (e todas essas formas estão disponíveis no oeste, embora algumas das menos populares possam estar centradas apenas em grandes áreas urbanas).

✓ Forneceu-lhe uma visão geral dos vários equipamentos que você pode comprar (se desejar!) Para aprimorar e melhorar sua jornada de ioga.

Para encerrar - não diremos para encerrar, pois essa jornada não tem fim! - vamos desfrutar das sábias palavras de Swami Akhilananda, que muito poeticamente descreve o poder e a alegria que as pessoas que seguem atentamente uma experiência de caminho yogue.

(Observe também que, se você não gostar do uso da palavra Deus na citação abaixo, simplesmente substitua-a por algo que se encaixe em sua preferência; o significado e a intenção permanecerão os mesmos).

"O verdadeiro místico que tem realizações espirituais ou experiências superconscientes torna-se extremamente interessado em seus semelhantes à medida que encontra a expressão de Deus neles.

Um místico sente a presença de Deus em todos os lugares e, portanto, tem um interesse amoroso não apenas pelos seres humanos, mas também por outros seres ".

- Swami Akhilananda

Livros RECOMENDADOS dedicado a fornecer receitas de sucos nutritivos e LINKS DE VENDAS para encontrá-los facilmente

DETOX: EMAGRECIMENTO NATURAL

Descubra os segredos para desintoxicar seu corpo da maneira rápida e fácil em casa!

Link >>>> https://amzn.to/3dhesz3

Yoga para iniciantes www.livrosobresaude.com.br

10 DIAS DE DETOX: Um programa de desintoxicação

Você está tentando perder peso, mas nada está acontecendo? Talvez você esteja cansado de todas as toxinas que estão no ar que você respira, na água que bebe e nos alimentos que ingere. Nesse caso, você precisa fazer algo a respeito.

Link >>>> https://amzn.to/3dkBhSm

ÓLEO DE COCO: MANUAL COMPLETO

O óleo de coco, o guia completo de saúde natural!

Descubra os benefícios do óleo de coco para a saúde hoje!

Descubra como o óleo de coco pode curar doenças comuns, ajudá-lo a perder peso sem perder o sabor delicioso de seus alimentos favoritos e muito, muito mais! O óleo de coco tem alta reputação por especialistas em saúde natural e médicos de

uma ampla

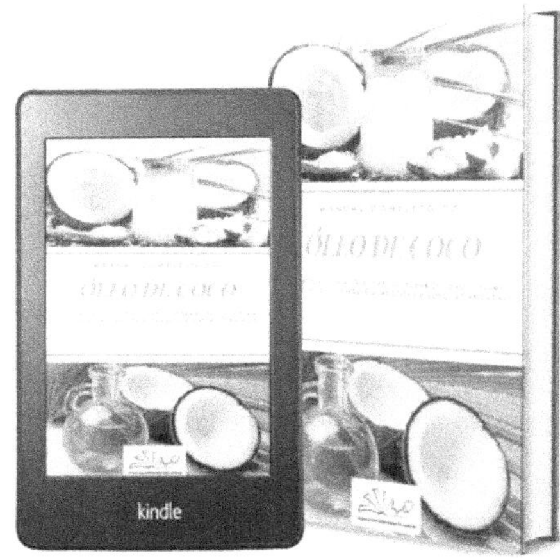

O óleo de coco, o guia completo de saúde natural!

Link   >>>>   https://amzn.to/3lvc5vc

Yoga para iniciantes   www.livrosobresaude.com.br

SOBRE O AUTORE

Alexsandro Fernandes de Oliveira é um empresário que vive em Florianópolis SC / BR que adora compartilhar conhecimento e ajudar outras pessoas no tópico de saúde e qualidade de vida.

Alexsandro F. é uma pessoa apaixonada que vai além e entrega em excesso.

Palavras de sabedoria:

"Eu acredito que não há segredos para se ter sucesso na vida. E eu realmente acredito que o resultado para o verdadeiro sucesso na vida é o resultado do trabalho duro, da preparação e o mais importante de todos eles, o aprendizado com as falhas.

Se você gostaria de aprender mais sobre Alexsandro F. por favor visite:

Seu site www.livrosobresaude.com.br

Yoga para iniciantes   www.livrosobresaude.com.br

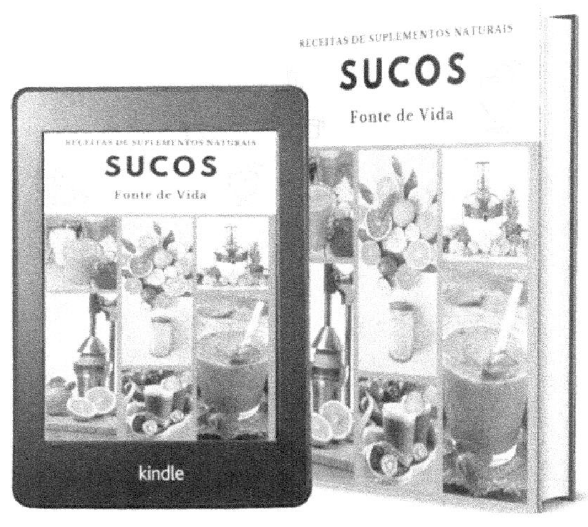

SUCOS: RECEITAS DE SUPLEMENTOS NATURAIS
Link >>> https://amzn.to/3m5U8DV

Yoga para iniciantes   www.livrosobresaude.com.br

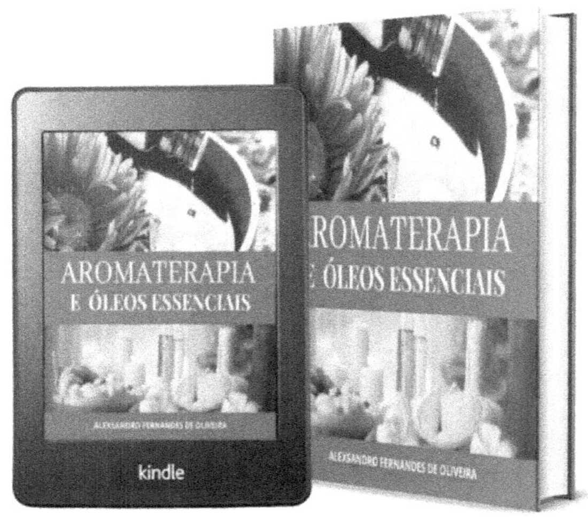

AROMATERAPIA: CURANDO CORPO E

MENTE

Link >> https://amzn.to/35nhDBw

Yoga para iniciantes   www.livrosobresaude.com.br

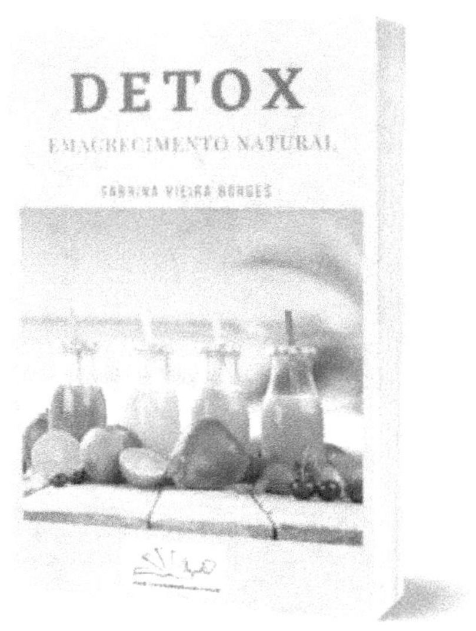

DETOX: EMAGRECIMENTO

NATURAL

Link >>> https://amzn.to/34fARK7

Yoga para iniciantes www.livrosobresaude.com.br

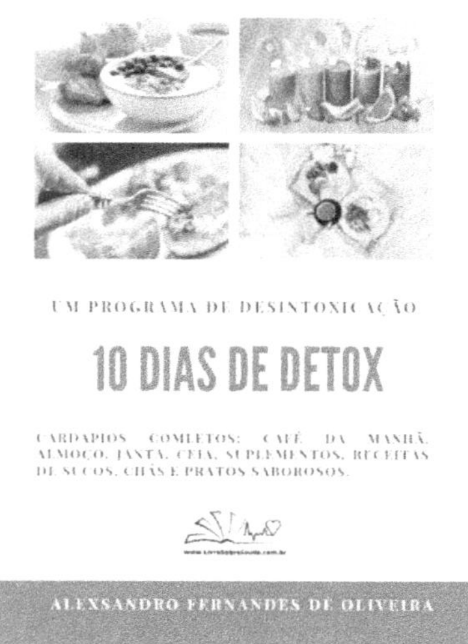

10 DIAS DE DETOX: Um programa de desintoxicação LINK >> https://amzn.to/3kknaiv

Yoga para iniciantes   www.livrosobresaude.com.br

RECURSOS EXTRAS

Aqui estão links para alguns recursos que acredito que irão ajudá-lo:

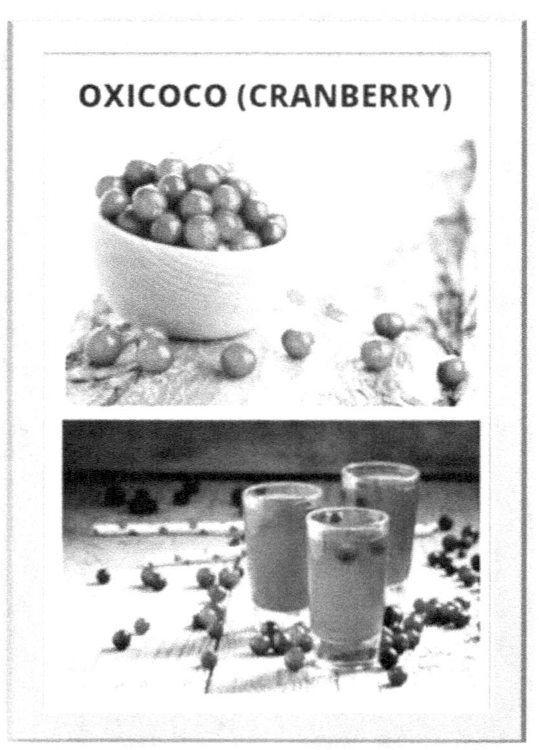

OXICOCO (CRANBERRY)

SUCO DE OXICOCO (CRANBERRY)

Originário da América do Norte, o oxicoco também é conhecido pelos nomes de mirtilo vermelho, uva-do-monte, arando ou cranberry, que é o seu nome na língua inglesa.

Ele é fonte de nutrientes necessários ao nosso organismo como carboidratos, proteínas, fibras, vitamina A, vitamina B1, vitamina B2, vitamina B3, vitamina B5, vitamina B6, vitamina B9, colina (vitamina do complexo B), vitamina C, vitamina E, vitamina K, cálcio, ferro, magnésio, fósforo, potássio, zinco, cobre, manganês e selênio.

Consumir suco de cranberry regularmente pode ajudar a reduzir o risco de Câncer. Ele trabalha para manter seu coração saudável e seus níveis sanguíneos baixos devido ao seu alto teor de antioxidantes.

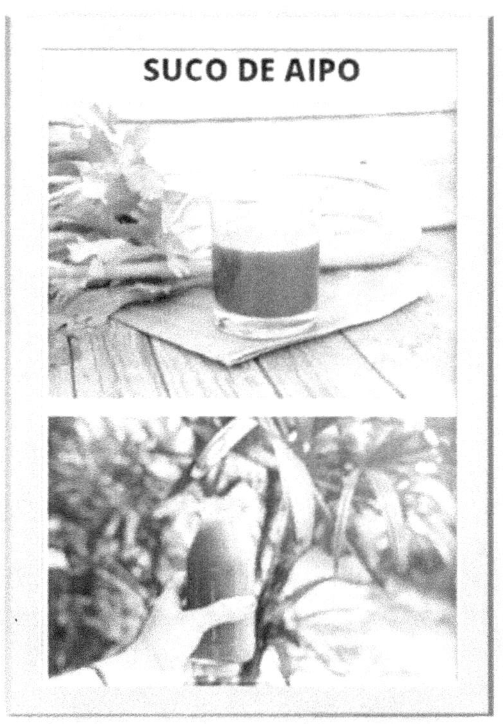

SUCO DE AIPO

SUCO DE AIPO

O aipo também contém grandes quantidades de vitaminas A, C, K e folato como potássio.

Se você quiser tirar o máximo proveito disso, certifique-se de misture as folhas em seu suco, pois contêm potássio extra conteúdo.

Espero que este relatório especial ajude você a iniciar sua jornada no mundo do suco e que você desfrute dos muitos benefícios que vêm com isso.

Para viver sua melhor vida!

EQUIPAMENTOS PARA PROCESSAR

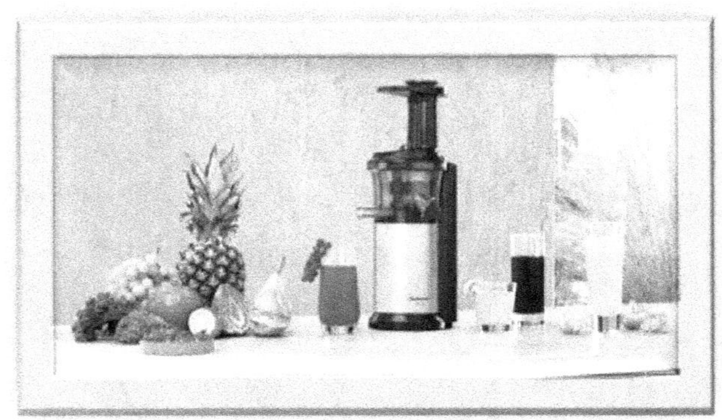

ESPREMEDORES CENTRÍFUGOS

Os espremedores centrífugos são provavelmente os espremedores mais comuns. Isso ocorre porque eles são normalmente mais baratos e fáceis de usar.

Este tipo de espremedor usa uma peneira giratória de alta velocidade com um disco de lâmina de aço inoxidável na parte inferior. Quando você solta o produto no topo da máquina, o disco giratório fragmenta todo o produto em uma polpa fina. Isso libera o suco e o empurra através da peneira.

A alta velocidade da força centrífuga cria muito ruído e tende a oxidar o suco mais do que um espremedor mastigador de movimento lento.

Este processo cria mais espuma e um tempo de armazenamento mais curto.

LIQUIDIFICADOR UNIQUE INOX 1.75 L 1800 W 110 V, SEMP TCL LI9018PT1, PRATA

1800W de potência Painel Digital Soft Touch Jarra em Tritan de 1, 75 litro (capacidade total) Aço Inox Tritura gelo sem nenhum risco de trincar. Jarra resistente a quedas Suporta temperaturas

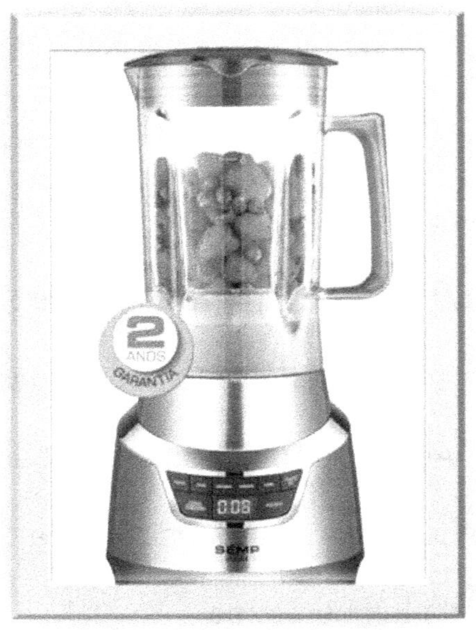

LINK >>>   https://amzn.to/30TTq4A

Yoga para iniciantes   www.livrosobresaude.com.br

LIQUIDIFICADOR NEW XPERT OSTER 1100W

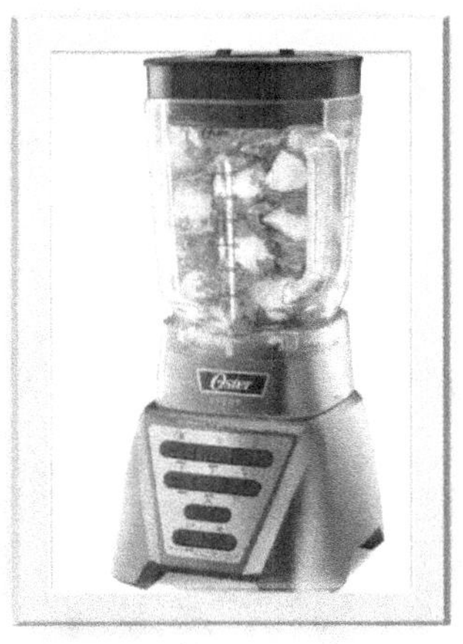

LINK >>>>> https://amzn.to/34KOxvC

Yoga para iniciantes   www.livrosobresaude.com.br

CENTRIFUGA DE ALIMENTOS, JUICER 700, 400W,

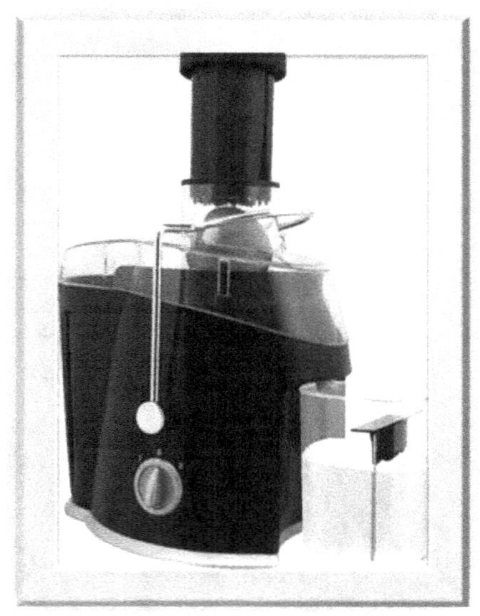

LINK >>>> https://amzn.to/34PzalA

Yoga para iniciantes   www.livrosobresaude.com.br

CENTRIFUGA TURBO JUICER

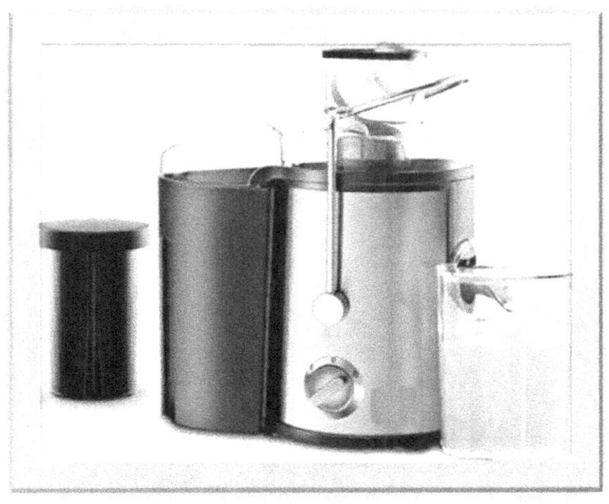

LINK >>>> https://amzn.to/3dh616P

SUPER LIQUIDIFICADOR E PROCESSADOR

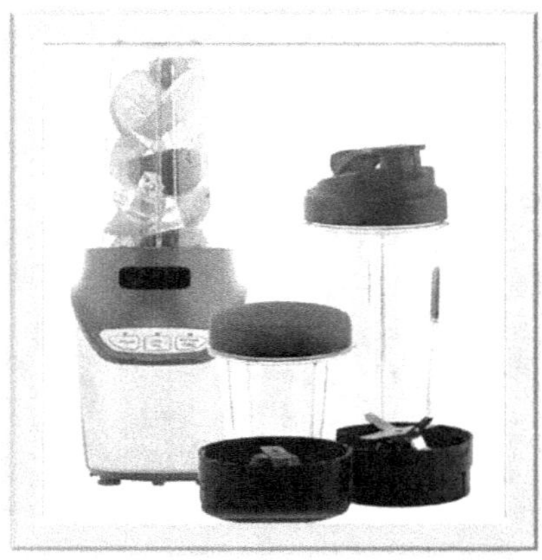

LINK >>>> https://amzn.to/33PMQ0P

LIQUIDIFICADOR, MULTIJARRAS

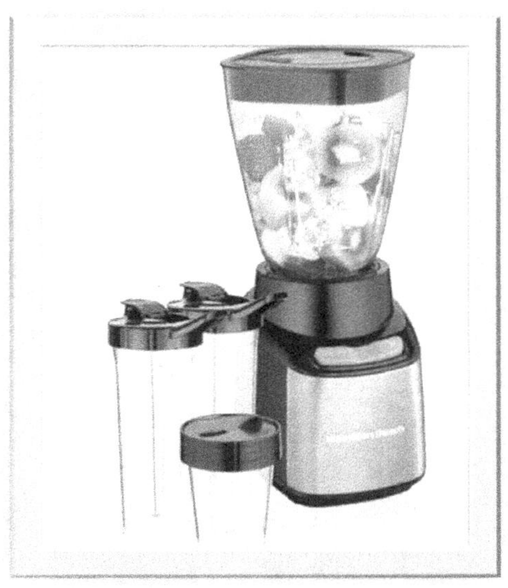

LINK >>>> https://amzn.to/36VIEi0

Yoga para iniciantes   www.livrosobresaude.com.br

216